ÜBERSICHTSTABELLE

Nüsse Samen	Kräuter Gewürze Würzmittel	Süßmittel	Getränke	Sonstiges
Mandel Pistazie Cashewnuß Pinienkerne Kürbiskerne	Schnittlauch Wacholderblatt Wacholder- beere Salbei Zitronenmelisse Oliven aller Art Zwiebel Schalotte Apfelessig Apfelweinessig Himbeeressig	Ahornsirup Birnendicksaft Malzzucker	Apfelschalentee Hagebuttentee Brombeer- blättertee Zitronen- melissentee Goldrutentee Malzkaffee *Immer erlaubt:* *stilles Mineral-* *wasser*	Kakaopulver Schokoladen- pulver Weizenkeime Backhefe Bierhefe Nährhefe
Erdnuß (frisch und geröstet) Erdnußmus Eßkastanie (Maroni) Leinsamen Alfalfa Johannisbrot	Petersilie Liebstöckel Maggikraut Kerbel Borretsch Pfeffer schwarz und weiß Cayennepfeffer Paprikapulver Chili Kümmel Kreuzkümmel Gewürznelke Muskatnuß Piment Koriander Anis Kapern	Blütenhonig	Linden- blütentee Fencheltee Holunder- beerentee Mate-Tee (geröstet und grün) *Immer erlaubt:* *stilles Mineral-* *wasser*	

»Die Botschaft dieses Buches ist für jeden wichtig – insbesondere wenn er krank ist, denn jede Krankheit kann eine allergische Ursache haben. Jutta Poschet präsentiert mit dem vorliegenden Buch ein Programm zur Erkennung und Behandlung von Nahrungsmittelallergien und deren Folgen, nach einer natürlichen Methode.«

Robert M. Giller, M. D.
Arzt in New York
Bestseller-Autor (New York Times)

IMMUN-DIÄT-SYSTEM
- ENTGIFTUNG · ENTSCHLACKUNG · ERFOLG - ®

Das original IMMUN-DIÄT-SYSTEM ist Kennzeichen für das Wirkungsprinzip der 4-Tage-Rotation der JUTTA-POSCHET-IMMUN-DIÄT

Die JUTTA-POSCHET-IMMUN-DIÄT

Dritte, erweiterte und überarbeitete Auflage

(Neuausgabe)

BLV

Die Deutsche Bibliothek –
CIP-Einheitsaufnahme

Poschet, Jutta:
Die Jutta-Poschet-Immun-Diät /
[Jutta Poschet]. – 3., erw. und überarb.
Aufl. (Neuausgabe) – München;
Wien; Zürich: BLV, 1992
ISBN 3-405-14459-0
NE: HST

BLV Verlagsgesellschaft mbH
München Wien Zürich
8000 München 40

Lektorat: Inken Kloppenburg
Verlags-Service, München
Herstellung: Sylvia Hoffmann
Einbandgestaltung: Julius Negele
Titelfoto: The Image Bank, Butch Martin

Gesamtherstellung: Friedrich Pustet,
Regensburg

Printed in Germany
ISBN 3-405-14459-0

Inhalt

Das Erfolgskonzept

Was unterscheidet meine IMMUN-DIÄT von allen anderen Diäten?
Eine vernünftige, gezielte Ernährungsumstellung kann niemals auf den wackligen Beinen der Einseitigkeit und einer zeitlich limitierten Anwendung stehen. Das wissen wir eigentlich inzwischen alle. Und doch: Können Sie widerstehen, wenn in Illustrierten »der neue Kilo-Killer-Plan« aufs neue reizt?
Wir möchten sie alle haben, die »Wunderkur«, für immer schlank und schön – doch was wird wirklich erreicht? Ein gestörter Stoffwechsel, der nach der Kur eine noch schnellere Gewichtszunahme zur Folge hat – oder, wenn es noch schlimmer kommt, Mangelerscheinungen, die der Gesundheit schaden!
Meine IMMUN-DIÄT basiert auf einem wissenschaftlich anerkannten Wirkungsprinzip aus USA! Bereits 1934 erkannte Dr. Rinkel die medizinische Wirkungsweise des Rotationsprinzips der Nahrungsmittel. Er war der Pionier in der Forschung – der erste von vielen, die darauf folgten und erkannten, daß richtige Ernährung die Wurzel unseres Wohlbefindens ist. Die heutige Aussage lautet: Ernährung ist die Medizin der Zukunft! So sagen es neueste wissenschaftliche Studien. Man nennt dieses neue Gebiet der Medizin »Ernährungsimmunologie« – nun auch in Deutschland erkannt!
Was hat die Ernährung mit dem Immunsystem zu tun? Und was sind die Folgen einer falschen oder schlechten Ernährung? Unser Immunsystem ist das Filter- und Abwehrsystem unseres Körpers. Es sendet Signale, wenn es Viren, giftige Stoffe, unverträgliche, zu schwere Speisen zu verarbeiten hat. Die Signale sind oft Müdigkeit, Abgespanntheit, Unwohlsein, Haut- und Gelenkprobleme, Kopfschmerzen usw.
Haben Sie schon einmal darüber nachgedacht, wie kompliziert die Vorgänge in unserem Körper sein müssen, um ein üppiges, in der Zusammensetzung schwer verdauliches Essen in seine verschiedenen Bausteine zu zerlegen und in Energie umzuwandeln? Nur die *natürliche* Nahrung ohne Bindemittel und ohne Zusatzstoffe bedeutet für unseren Körper wirklich *Energie*!

DAS GEHEIMNIS FÜR MEHR ENERGIE UND LEISTUNGSKRAFT LIEGT IN DER ZUSAMMENSETZUNG DER SPEISEN UND DEREN NATÜRLICHER ZUBEREITUNG!

Das Erfolgskonzept meiner IMMUN-DIÄT

▷ basiert auf dem original Wirkungsprinzip der 4-Tage-Rotation. Das bedeutet schnellere Verdauung der Speisen, bessere Nährstoffverwertung, Stoffwechselaktivierung, Entgiftung, Entschlackung!

▷ beinhaltet ein Gesundheits-Check-up – abgestimmt auf das Ernährungsprogramm – für Ihre Gesundheitsvorsorge.

Die Ernährungsumstellung nach dem original IMMUN-DIÄT-SYSTEM bietet

▷ mehr Leistungskraft durch Stärkung des Immunsystems!

▷ Gewichtsabnahme – ohne wieder zuzunehmen – durch Stoffwechselaktivierung!

▷ schönere Haut und Haare durch optimale Energieversorgung!

▷ Wohlbefinden und Lebensfreude durch die wiedergewonnene Energie!

Nutzen auch Sie die sensationellen Erfahrungswerte aus den USA für ein Leben voller Erfolg und neuem Lebensglück!

Jutta Poschet

Die JUTTA-POSCHET-IMMUN-DIÄT aus ärztlicher Sicht

Die JUTTA-POSCHET-IMMUN-DIÄT steht auf zwei Beinen: modernste wissenschaftliche Erkenntnisse und langjährige Erfahrung in der ärztlichen Praxis. Sie hat schon vielen Verzweifelten geholfen; selbst schwere, jahrzehntelange Leiden konnten allein durch diese Ernährung gebessert und geheilt werden. Diese Diät ist aber vor allem auch die Ernährung, welche gesund, fit, dynamisch und jung erhält und vor Krankheiten schützt. Tausende ernähren sich nach dem Prinzip der JUTTA-POSCHET-IMMUN-DIÄT und spüren täglich, welche Kräfte und Dynamik diese Ernährung freisetzt. Das Geheimnis ist die Stärkung unseres Immunsystems durch Entlastung, Entgiftung und optimale Vitamin- und Mineralstoffzufuhr.

Ernährung und Krankheiten

Moderne, fortschrittliche Ärzte, vor allem in den USA fragen heute bei der Behandlung von Krankheiten nach dem »Warum« – nach der Ursache chronischer Krankheit. Diese Frage stellt sich wohl jeder von uns, der plötzlich von Beschwerden und Krankheiten geplagt wird, die nicht mehr weggehen, die jedes Jahr ein bißchen schlimmer werden oder sich gar ins Unerträgliche steigern. Dies zu fragen, ist die natürlichste Sache. Dennoch wurde sie in der Medizin jahrzehntelang verdrängt zugunsten von schnell wirkenden chemischen Medikamenten, die zwar die Symptome verschwinden lassen, nicht aber die Krankheit.

Die Zunahme der Allergien, chronischer Hautkrankheiten, Nervenleiden, Rheuma oder immer wiederkehrender Infekte, die trotz chemischer Medikamente immer noch schlimmer werden, hat zum Umdenken in der Medizin geführt. Denn die moderne Wissenschaft hat heute Hinweise gefunden und moderne Nachweisverfahren entwickelt, welche die Ursachen chronischer Krankheiten aufdecken können. Ein Fortschritt für Ihre Gesundheit!

Falsche Ernährung – Krankheitsursache Nummer 1

Am eigenen Leibe habe ich erfahren, wie falsche Ernährung kaputt, müde und krank macht. Doch ich habe dies erst gemerkt, als ich mit der JUTTA-POSCHET-IMMUN-DIÄT begann und allmählich ein Symptom nach dem anderen verschwand. Als erstes lichtete sich die Müdigkeit, einige Wochen später wuchsen meine Leistungskraft und Energie, und ich merkte zum ersten Mal in meinem Leben, wie es ist, wenn man sich völlig wohl, fit und gesund fühlt.

Dann war es etwas ganz Entscheidendes, was mir zu denken gab. Es war die Veränderung in meiner Psyche, in meinen Gedanken und in meinem Verhalten. Vorher war ich hektisch, permanente Ängste trieben mir bei den geringsten Anlässen den Schweiß aus den Poren, ich fühlte ein inneres Vibrieren, permanenter Streß veranlaßte mich zu unüberlegten Entscheidungen. Mit der IMMUN-DIÄT machten sich Ausgeglichenheit, innere Zufriedenheit und Entspannung immer mehr in mir breit. Heute erlebe ich diese Veränderung im Verhalten, diesen Abbau von Streß und Spannung, täglich bei den Patienten.

Falsche Ernährung streßt und belastet unser Immunsystem

Die Überforderung und Entgleisung unseres Immunsystems sind der Weg, wie falsche Ernährung krank macht. Dies ist der Mechanismus, wie falsche Ernährung Kopfschmerzen, Immunschwäche, Stimmungsschwankungen, Müdigkeit, Muskel- und Gelenkschmerzen, Verdauungsstörungen, Atembeschwerden, Angstzustände, Neurodermitis und zahlreiche andere Beschwerden auslösen und hervorrufen kann. Und dies ist der Grund, warum diese Beschwerden chronisch werden, warum sie nicht besser, sondern eher schlimmer werden, solange nichts in der Ernährung geändert wird, solange die täglichen Nahrungsmittel weitergegessen werden wie bisher.

Ernährung und Immunsystem

Bei jeder Nahrungsaufnahme spielen sich in unserem Körper hochkomplizierte Vorgänge ab. Durch das Kauen wird die Nahrung mechanisch zerkleinert und zerlegt und durch die Magensäure und die Verdauungssäfte im Darm biochemisch in einzelne Bausteine aufgespalten. Diese Bausteine müssen aus dem Darm ins Blut aufgenommen werden, damit sie zu den Organen und Zellen unseres Organismus gelangen können.

Neueste wissenschaftliche Forschungen haben gezeigt, daß dabei unser Immunsystem eine ungeheuer wichtige Aufgabe übernimmt. *Denn jedes Nahrungsmittel ist für unseren Organismus körperfremd.* Jeder körperfremde Stoff wird aber von den Zellen unseres Immunsystems normalerweise bekämpft und vernichtet, sowie er in unseren Körper gelangt. Diese Immunbarriere ist es, die unser Leben erst ermöglicht und unsere Gesundheit schützt. Bei Schwächen unseres Immunsystems können sogar alltägliche Bakterien zum Tod führen.

Bei jeder Nahrungsaufnahme muß unser Immunsystem die größte Leistung vollbringen. Denn es muß die Nahrungsbausteine, die Nährstoffe der Nahrung, die unser Organismus zum Leben braucht, erkennen und tolerieren. Das heißt, unser Immunsystem muß die lebensnotwendigen Nährstoffe ungehindert vom Darm ins Blut passieren lassen, ohne sie anzugreifen und zu vernichten. Und dies ist eine der schwierigsten Aufgaben überhaupt, wenn wir uns überlegen, was wir alles Tag für Tag essen und wie oft wir essen.

Aber noch weiter: Bedenken Sie, unsere Nahrung enthält nicht nur Nährstoffe, sondern auch Giftstoffe, Konservierungsmittel, Bakterien, Viren, die uns schaden. Diese aber muß unser Immunsystem unter den lebensnotwendigen Nahrungsbausteinen aussortieren und vernichten. Diese schwierige Aufgabe, die Tag und Nacht, in jeder Sekunde unseres Lebens von unserem Immunsystem erfüllt werden muß, ist der Schlüssel, wie falsche Ernährung unserer Gesundheit schadet.

Die JUTTA-POSCHET-IMMUN-DIÄT – Entlastung und Aufbau unserer Abwehrkräfte

Diese Diät erleichtert unseren Abwehrkräften die schwere Arbeit, die Nährstoffe zu erkennen und zu tolerieren. Darin liegt das einzigartige Erfolgsgeheimnis dieser Ernährung:

Die 4 Bausteine der JUTTA-POSCHET-IMMUN-DIÄT

▷ Bei dieser Diät wird jedes Nahrungsmittel nur an einem von vier Tagen gegessen (= 4-Tage-Rotationsprinzip).

- ▷ Diese Diät verwendet ausschließlich natürliche Nahrungsmittel.
- ▷ In einer Mahlzeit werden möglichst wenig unterschiedliche Nahrungsmittel gegessen. Zudem muß langsam und bedächtig gegessen werden.
- ▷ Diese Diät ist ausgewogen und ermöglicht eine optimale Versorgung mit Vitaminen, Mineralstoffen, Spurenelementen und Aminosäuren.

Dies sind die 4 Bausteine der JUTTA-POSCHET-IMMUN-DIÄT, die den Erfolg garantieren und die unser Immunsystem zu neuen Kräften kommen lassen. Wenn Sie sich vor Augen halten, welche Leistung und Energie unser Immunsystem aufbringen muß, nur um mit der täglichen Nahrung fertig zu werden – mit dem Überkonsum und dem Gewirr an Nahrungsmitteln und chemischen Zusatzstoffen –, dann werden Sie erkennen, daß richtige Ernährung der effektivste Weg zu einem starken Immunsystem ist.

Das Rotationsprinzip der JUTTA-POSCHET-IMMUN-DIÄT

Jahrmillionen wechselten die Speisen mit den Jahreszeiten. Heute werden trotz aller Vielfalt Grundnahrungsmittel wie Kuhmilch, Eier, Weizen, Roggen, Hefe, Zucker oder Kaffee in großen Mengen mehrmals jeden Tag das ganze Jahr hindurch gegessen. Obendrein liefern diese Nahrungsmittel oft ein Maximum an Kalorien, aber im Verhältnis dazu wenig Vitamine, Mineralstoffe und Spurenelemente.
Kein Wunder, wenn unser Immunsystem das alles eines Tages nicht mehr verkraftet und es zu der Überzeugung kommt, daß es uns vor all den »Feinden« schützen muß. Schleichend entwickeln sich Immunreaktionen (IgG-Nahrungs-Antikörper) gegen bestimmte Nahrungsmittel, welche unser Immunsystem schwächen und verschleißen und Entzündungen und Krankheiten auslösen können. Beobachtungen haben gezeigt, daß besonders häufig gegen die Nahrungsmittel Antikörper gebildet werden, die man *täglich* zu sich nimmt.
Das 4-Tage-Rotationsprinzip dieser Diät stoppt diesen Verschleiß, indem es den Teufelskreis durchbricht. *Das Rotieren der Nahrung bringt den einzigartigen Erfolg, denn es entlastet unser Immunsystem und entgiftet unseren gesamten Organismus.* Dazu werden alle Nahrungsmittel in ein 4-Tage-Schema eingeteilt unter Berücksichtigung der Nahrungsmittelfamilien. *Dabei muß nach jedem Verzehr eines bestimmten Nahrungsmit-*

tels bis zum nächsten Verzehr dieses Nahrungsmittels eine Pause von drei Tagen eingelegt werden. Denn jedes Nahrungsmittel verweilt etwa vier Tage in unserem Darm, bis die letzten Reste mit dem Stuhlgang total ausgeschieden sind. Das Immunsystem bekommt Zeit, sich von dem Nahrungsmittel zu erholen, ehe es erneut verzehrt wird. Außerdem sollten Nahrungsmittel einer Familie nicht an zwei Tagen hintereinander gegessen werden, da sich schädliche Reaktionen und Intoleranzen unseres Immunsystems leicht innerhalb einer Nahrungsfamilie ausweiten können.
Somit werden durch das Rotationsprinzip dieser Diät Anreicherung und Überlastung mit einem Nahrungsmittel verhindert und damit dem Verschleiß unserer Abwehrkräfte entgegengewirkt. Entzündungen im Darm kommen zur Abheilung, so daß Vitamine und Mineralstoffe aus der Nahrung besser aufgenommen und verwertet werden.

Die Wirkung natürlicher Nahrungsmittel

In der JUTTA-POSCHET-IMMUN-DIÄT sollen alle Nahrungsmittel möglichst naturbelassen gegessen werden. Das heißt, es sollen nur Nahrungsmittel verwendet werden, die nicht durch die Lebensmittelindustrie verarbeitet, verfeinert oder mit Konservierungsmitteln und anderen Chemikalien angereichert sind. Verzichten Sie auf schwere Saucen und Beilagen, bei denen Sie nicht wissen, was darin enthalten ist.
Alle Nahrungsmittel sollten so frisch wie möglich serviert werden. Nahrungsmittel aus der Tiefkühltruhe sind erlaubt. Auch sollten möglichst schadstoffarme Lebensmittel, am besten aus biologischem Anbau, verwendet werden. Natürliche Nahrungsmittel werden von unserem Immunsystem leichter erkannt und besser toleriert als Nahrungsmittel, die mit allen möglichen unnatürlichen Substanzen vermischt sind. Dies beugt der Entstehung selbstzerstörerischer Immunreaktionen vor. Außerdem enthalten natürliche Nahrungsmittel ein ausgeglichenes Optimum an Mineralstoffen und Vitaminen.

Wenig verschiedene Nahrungsmittel in einer Mahlzeit

Diese natürliche »Einfachheit« garantiert eine optimale Verdauung der Nahrung und Zerlegung in kleine Bausteine, welche leicht von den

Immunzellen im Darm erkannt werden. Größere, schlecht verdaute »Nahrungsklumpen« (entstanden z. B. durch Fleisch mit dicker Sahnesauce), welche zur Entstehung von Fäulnis- und Gärgiften führen, bleiben nicht im Darm zurück. Der gesamte Verdauungsprozeß läuft geordnet und vollständig ab. Ein wichtiger Beitrag der JUTTA-POSCHET-IMMUN-DIÄT zur Entlastung und Stärkung unserer Abwehrkräfte!

Entzugssymptome – eine mögliche Diätreaktion

Entzug – die Entgiftung läuft auf vollen Touren.
Entzugssymptome kennt jeder chronische Raucher, der damit aufgehört hat. Entzugsbeschwerden treten auf, wenn jahrelanger Konsum suchtauslösender Stoffe eingestellt wird. Kopfschmerzen, Unwohlsein, Müdigkeit, Gliederschmerzen oder Überempfindlichkeiten können in der Entwöhnungsphase auftreten. Genauso ist es, wenn bei dieser Diät reaktionsauslösende Nahrungsmittel weniger häufig gegessen oder ganz weggelassen werden. In den ersten Tagen oder auch Wochen können alle die Beschwerden, die jahrelang eine Plage waren, kurzfristig verstärkt und wiederholt auftreten. Sie verschwinden meist nach wenigen Tagen oder Stunden.
Diese Entzugssymptome sind der Beweis der Wirkung. Ihr Immunsystem beginnt, sich zu regenerieren und neue Kräfte zu entfalten, welche erst nach und nach wieder in geordnete Bahnen kommen. Der Stoffwechsel wird entblockiert: Die Entgiftung ist voll in Gang. In diesen Wochen der Entgiftung wechseln oft in schneller Folge »Hochs« und »Tiefs«. Ihr natürlicher Instinkt wird geschärft, und Sie können jetzt herausfinden, welche Nahrungmittel Ihnen besonders schaden. Denn jetzt treten die Reaktionen offen zu Tage, oft kurz nach dem Genuß der schädlichen Nahrung. Die Entzugsphase läuft bei jedem unterschiedlich ab. Manche spüren nur ganz geringe Symptome, andere dagegen spüren die Entgiftung deutlicher. Bei dem einen dauert die ganze Entwöhnung nur ein bis zwei Tage, andere dagegen schlagen sich ein paar Wochen mit den unterschiedlichsten Beschwerden herum, je nach Intensität der Entgiftung. In dieser Phase sollten Sie sich nicht mit unnötigem Streß belasten. Sie sollten die Entgiftung mit Bewegung in frischer Luft unterstützen.

Das Gesundheits-Check-up – Moderne Testverfahren unterstützen den Diäterfolg

Mineralstoffe und Vitamine stärken unser Immunsystem.
Mineralstoffe und Vitamine sind lebensnotwendig. Sie müssen in bestimmten Mengen täglich mit der Nahrung zugeführt werden, da unser Organismus sie nicht selbst herstellen kann. Bestimmte Mineralstoffe wie Calcium, Magnesium, Zink, Selen und Kupfer sind zur Stärkung unserer Abwehrkräfte ganz besonders wichtig.
Jeder, der etwas für seine Gesundheit tun will, sollte daher seinen Mineralhaushalt etwa einmal jährlich überprüfen lassen.

Die Mineralstoffanalyse aus dem Haar – so wird sie durchgeführt

Zur Durchführung der Mineralstoffanalyse benötigen Sie Versandmaterial, welches angefordert werden kann (siehe Seite 149).
Bei der Mineralstoffanalyse aus dem Haar werden etwa fünf Haarsträhnen (= 1 Gramm Haar) vom Hinterkopfbereich entnommen und mit einer Schere aus Edelstahl unmittelbar am Haaransatz abgeschnitten.
Im Haarschaft werden 16 lebensnotwendige Mineralstoffe und 7 giftige Elemente bestimmt. Auf einem übersichtlichen Bericht wird der Mineralstatus ausgedruckt. Sie erfahren, ob bereits Verschiebungen in Ihrem Mineralhaushalt vorliegen, ob Sie einen Mangel an einzelnen Mineralstoffen haben oder ob sich toxische Elemente wie Blei in Ihrem Körper angereichert haben.
Bei Verschiebungen im Calcium-, Magnesium- oder Zinkhaushalt ist es höchste Zeit, mit der JUTTA-POSCHET-IMMUN-DIÄT zu beginnen. Defizite, beispielsweise an Kupfer, Selen oder Chrom, können durch zusätzliche Einnahme spezieller Vitamin-Mineralpräparate (Basis-Vitamin-Mineral) ausgeglichen werden.
Die Mineralstoffanalyse aus dem Haar hat gegenüber der Blutuntersuchung den Vorteil, daß Sie den Mineralstatus der letzten drei Monate aufzeigt, während aus dem Blut nur die Tageskondition bestimmt wird, welche ja bekanntlich erheblichen Schwankungen unterliegt.
Wo Sie die Mineralstoffanalyse aus dem Haar durchführen lassen können und wo Sie die Basis-Vitamin-Mineralstoffe bekommen, erfahren Sie auf Seite 149.

Der IgG-Nahrungs-Antikörpertest zeigt auf, ob Sie im Blut bereits Antikörper gegen bestimmte Nahrungsmittel haben

Der IgG-Nahrungs-Antikörpertest bietet die Möglichkeit, 100 Nahrungsmittel auf Antikörper zu untersuchen. Das Testergebnis wird nach dem Rotationsprinzip aufgeschlüsselt und ist somit Grundlage für eine Ernährungsumstellung nach dem IMMUN-DIÄT-SYSTEM.

Bei ständiger Belastung durch falsche Ernährung, Streß, Infekte oder Umweltgifte wird unser Immunsystem zunehmend sensibler, intoleranter und aggressiver. Es beginnt einen Kampf mit allem, was wir unserem Körper zuführen, insbesondere mit Nahrungsmitteln, die wir häufig essen oder die am schlechtesten verdaut werden. In diesem täglichen Kampf bildet unser Immunsystem IgG-Antikörper gegen diese Nahrungsmittel. IgG-Antikörper sind Immunglobuline der Klasse G. Diese Antikörper greifen die Nahrungsmittel an, jedesmal, wenn sie gegessen werden. Dies führt zum Verschleiß unserer Abwehrkräfte. Gleichzeitig bilden sich im Blut Immunkomplexe, welche sich in Gelenken, Blutgefäßen, Muskeln oder Nerven ablagern und dort Entzündungen und Abnutzung verursachen können. *Auch Stoffwechselblockaden mit Gewichtszunahme sind oft eine Folge.*

Deshalb ist es so wichtig, rechtzeitig zu erkennen, gegen welche Nahrungsmittel sich bereits Antikörper gebildet haben. Diese Nahrungsmittel sollten dann für mindestens sechs Monate gänzlich gemieden werden. So können Sie die JUTTA-POSCHET-IMMUN-DIÄT noch wirksamer für sich arbeiten lassen.

Wo Sie den IgG-Nahrungs-Antikörpertest durchführen lassen können, erfahren Sie auf Seite 149.

Der Blut-Gift-Test contra Umweltgifte

Wir alle können uns den Umweltgiften nicht mehr entziehen. Chemische Ausdünstungen von Möbeln und Teppichböden, Autoabgase, Insektizide in Nahrungsmitteln – die Liste könnte beliebig fortgesetzt werden, all diesen Giften sind wir täglich ausgesetzt. Und Jahr für Jahr reichern sich diese chemischen, fettlöslichen Gifte in uns an und können mit wachsender Konzentration zunehmend Organe, Zellen und Immunsystem schädigen.

Deshalb ist es wichtig für uns alle zu wissen, wie hoch unser Giftspiegel bereits ist. Denn wir können alle etwas dagegen tun. Die schlimmsten Chemielieferanten können wir aus unserem engsten Kreis verbannen, wir können uns regelmäßig entgiften durch Vitamine und Mineralstoffe, durch wohltemperiertes Schwitzen in der Sauna, durch spezielle Darmspülungen (Colontherapie) und durch Bewegung. Es ist empfehlenswert, den Blut-Gift-Test einmal jährlich durchführen zu lassen, damit es nicht zur Summation der Gifte und somit zur Schädigung unseres Immunsystems kommen kann.
Blut-Gift-Test, IgG-Nahrungs-Antikörpertest und Mineralstoffanalyse aus dem Haar – alle drei Testverfahren können Sie direkt durchführen lassen, Wo und wie das gemacht wird, erfahren Sie auf Seite 149 im Bezugsnachweis.

Die JUTTA-POSCHET-IMMUN-DIÄT – kombiniert mit Ihrem speziellen Sportprogramm

Bewegung heißt die Devise, mit der Sie noch schneller Ihr Ziel Vitalität und Gesundheit erreichen. Bewegungsmangel ist dagegen das Gift unserer Zeit. Unsere Zellen wollen mit Sauerstoff versorgt sein – ansonsten fühlen wir uns müde und matt! Nur die Bewegung pumpt uns den Sauerstoff in das Blut. Bauen Sie diese Erkenntnis in Ihren Fitnessplan mit ein.
Das Sportprogramm im Buch IMMUN kann Ihnen eine wertvolle Hilfe sein.
Beginnen Sie noch heute, sich von Ihren alten, falschen Eßgewohnheiten zu lösen. Vertrauen Sie dem original 4-Tage-Rotationsprinzip der JUTTA-POSCHET-IMMUN-DIÄT. Ihr Immunsystem wird somit eine Stärkung fürs Leben erfahren – ein Leben in Gesundheit und Harmonie.

Dr. med. Jürgen K. Juchheim

Das original Wirkungsprinzip und die Durchführung der JUTTA-POSCHET-IMMUN-DIÄT

Es ist keine Zauberei, und dennoch genügt eine Formel, um unseren Stoffwechsel auf Hochtouren zu bringen. Dazu muß man wissen, daß alle Nahrungsmittel aus verschiedenen Bausteinen (Moleküle) aufgebaut sind. Das Sortieren dieser Bausteine untereinander, nach botanischen Gesetzen, war Grundlage zu diesem Ernährungsprogramm (siehe Seite 131 – Nahrungsmittelfamilien).

Das original Wirkungsprinzip ist die 4-Tage-Rotation der Nahrungsmittel unter Berücksichtigung der Nahrungsmittelfamilien.

Aus diesem Grunde habe ich für Sie die große 4-Tage-Rotations-Übersichtstabelle entwickelt. Sie war Grundlage für alle Rezeptvorschläge und ist gleichzeitig wichtiges Instrument für Ihre persönlichen Rezepte. Die Übersichtstabelle – im Buchumschlag vorn und hinten – zeigt Ihnen als tägliche Übersicht – Tag 1, Tag 2, Tag 3, Tag 4 – auf, welche Nahrungsmittel an dem entsprechenden Tag erlaubt sind und miteinander kombiniert bzw. untereinander ausgetauscht werden können.

Die Rotations-Übersichtstabelle ist Ihr sicherer Führer für eine gezielte Ernährungsumstellung:

- ▷ Ein und dasselbe Nahrungsmittel darf nur jeden 4. Tag verzehrt werden.
- ▷ Nahrungsmittel der gleichen Familie dürfen nur jeden 2. Tag gegessen werden.

Beispiel

Der 4-Tage-Rotationszyklus der IMMUN-DIÄT

TAG 1	TAG 2	TAG 3	TAG 4	
Erdbeeren	./.	./.	./.	Am 5. Tag (= Tag 1) dürfen wieder Erdbeeren gegessen werden.

Die *Checkliste* aller Nahrungsmittel von A–Z finden Sie ab Seite 135. Auf den Innenseiten des Buchumschlags finden Sie die komplette 4-Tage-Rotations-Übersichtstabelle aller Nahrungsmittel.

Was Sie wissen müssen

■ *Gewichtsreduktion*

Wenn Sie die JUTTA-POSCHET-IMMUN-DIÄT zur Gewichtsreduktion durchführen, sollten Sie pro Mahlzeit nicht mehr als 85–115 Gramm eines bestimmten Lebensmittels zu sich nehmen. Auf diese Weise reduzieren Sie die Kaloriengesamtzufuhr und erlauben dem Körper seine Arbeit unter optimalen Energiebedingungen. Die Kaloriengesamtzufuhr sollte sich zwischen 1200 und 1800 kcal pro Tag bewegen.
Wenn Sie an sehr starken Gewichtsproblemen leiden, so möchte ich Ihnen den IgG-Nahrungs-Antikörpertest unbedingt vorweg empfehlen. Er gibt wichtigen Aufschluß darüber, ob Sie bereits Nahrungsantikörper gegen bestimmte Nahrungsmittel im Blut haben und diese zur Stoffwechselblockade führen.
Durch die JUTTA-POSCHET-IMMUN-DIÄT kommt es zur optimalen Nahrungsverwertung, ebenso zur optimalen Verdauung. Der Stoffwechsel wird aktiviert, der Organismus entgiftet, die Pfunde purzeln! – Und noch etwas: Sie nehmen auch nach dieser Diät nicht wieder zu. Der Stoffwechsel bleibt stabil.

■ *Untergewicht und JUTTA-POSCHET-IMMUN-DIÄT?*

Vielleicht möchten Sie diese Diät durchführen und haben aber eher zuwenig Gewicht.
Wenn Sie die JUTTA-POSCHET-IMMUN-DIÄT allein zur Stärkung des Immunsystems durchführen möchten, ohne an Gewicht zu verlieren, so brauchen Sie sich in bezug auf die Mengen nicht einzuschränken. Das soll aber auch heißen, daß Sie immer nur so viel zu sich nehmen, bis Sie ein angenehmes Sättigungsgefühl verspüren. Diese Diät kann bei untergewichtigen Personen sogar zur *Gewichtszunahme* führen und das ganz allein dadurch, daß das Immunsystem entlastet, eine bessere Nahrungsaufnahme und eine damit verbundene bessere Vitamin- und Mineralstoffzufuhr ermöglicht wird.

Zwischenmahlzeiten

Zwischenmahlzeiten sollten nur im vierstündigen Abstand eingenommen werden – wenn überhaupt. Zwischenmahlzeiten haben den Nachteil, daß sie den Blutzuckerspiegel ständig nähren und wir von ständig nachfolgender Nahrung abhängig sind. Es ist wesentlich gesünder, einen Abstand zwischen den Nahrungsaufnahmen einzuhalten; dadurch kommt es zur optimalen Verbrennung und zur optimalen Funktion unseres Stoffwechsels.

Vegetarier? Was nun?

Das Rezeptangebot bietet sehr viele Möglichkeiten auch für Vegetarier. Eine sehr wichtige Hilfe ist die Getreidekunde des Tages. Sie bietet für viele eine Alternative, wenn Sie kein Fleisch oder keinen Fisch mögen. Durch die große Auswahl entsprechend der Rotations-Übersichtstabelle, welche Sie mit den Rezepten kombinieren können, wird die JUTTA-POSCHET-IMMUN-DIÄT auch für Vegetarier ein praktikables Ernährungsprogramm.

Die Zubereitung der Speisen

Bereiten Sie alle Speisen »natur« zu, das heißt ohne Saucen und Panaden! Sie werden bereits nach wenigen Tagen auf den »neuen Geschmack« gekommen sein und nicht mehr verstehen können, warum Sie bisher diese Bindemittel und Soßen gebrauchten. Durch den Verzehr von ausschließlich natürlich zubereiteten Speisen kommt der ursprüngliche »Eßinstinkt« wieder in Gang. Auch das Sättigungsgefühl ist viel leichter zu definieren, wenn Sie auf die ständigen, vielfältigen Geschmacksreize verzichten.

Was tun, wenn Sie auswärts essen oder auf einer Einladung sind?

Ganz einfach! Sie halten sich an die gemäß Rotationsschema erlaubten Grundnahrungsmittel, essen Ihre Speisen nur natur und verzichten auf Saucen. Sie bestellen sich ganz einfach ihr individuelles Immun-Menü.

■ *Es gibt (fast) kein Brot!*

Warum dieser Brotverzicht? Die Antwort ist sehr einfach: Wir essen viel zuviel Brot. Brot enthält Hefe, und diese ist eine der häufigsten Allergieauslöser. Das heißt jedoch nicht, daß Sie Ihr ganzes Leben gänzlich auf Brot verzichten müssen. Sie dürfen an den jeweiligen Tagen nach dem Rotationsprinzip Getreideprodukte zu sich nehmen. Das ist zum Beispiel am Tag 1: Weizen, Roggen, Gerste, am Tag 2: Buchweizen, am Tag 3: Hafer, Hirse, am Tag 4: Soja. Wenn Sie also überhaupt nicht auf Brot verzichten können, so müssen Sie sich eben an den einzelnen Tagen an die entsprechenden erlaubten Getreidesorten halten. Eventuell müssen Sie Ihr Brot aus den erlaubten Getreidesorten selbst backen.

Sie werden aber den Verzicht auf Brot gern akzeptieren, wenn Sie spüren, wie Ihr Immunsystem dadurch entlastet wird. Es ist überhaupt die Erfahung am eigenen Körper, die letztlich überzeugt. Und ihr Körper ist es auch, der Ihnen sagt, was Ihnen guttut.

■ *Entzug*

Es kann unter der Rotationsernährung zu einem vermehrten Hungergefühl kommen. Das verschwindet aber meist nach den ersten Tagen. *Ausgelöst wird dieses Hungergefühl durch den auf Hochtouren laufenden Stoffwechsel.* Dies ist ein Zeichen dafür, daß der Körper entgiftet und daß *die Diät wirkt.* Sobald der Blutzuckerspiegel stabil ist, wird dieses Hungergefühl verschwinden. Sollte also dieses Hungergefühl in Ihnen nagen, so rufen Sie sich bitte in Ihr Gedächtnis: Hunger heilt.

■ *Kaffee*

Bohnenkaffee gibt es nur einmal an diesen 4 Tagen, nämlich am Tag 3. Am Tag 1 steht Malzkaffee auf der Rotationskarte. An den übrigen Tagen trinken Sie besser Kräutertee nach Angabe.

Kaffee ist das meistgetrunkene »Suchtmittel« für viele. Deshalb ist es wichtig, gerade den Kaffee zu reduzieren. Außerdem unterstützen die Teesorten (siehe Teekunde) unseren Organismus bei der wichtigen Aufgabe der Entgiftung.

■ *Ohne Bewegung kommen Sie nicht in Schwung!*

Bewegung ist die wichtigste unterstützende Maßnahme zu diesem Ernährungsprogramm. Nur wer seinen Körper täglich durch entsprechende körperliche Übungen mit genügend Sauerstoff versorgt, erreicht Vitalität und Gesundheit! Schon eine Viertelstunde sportliche Betätigung, die auf eine wirkungsvollere Sauerstoffnutzung des Körpers abzielt, genügt, um den Stoffwechsel zu verbessern und die Zellen anzuregen, mehr Fettsäuren zu verbrennen. Der Gesamtfettgehalt des Körpers wird so verringert, der Muskeltonus und das allgemeine Wohlbefinden werden verbessert. (Anregungen für Ihr persönliches Fitneßprogramm finden Sie in dem Buch IMMUN.)

Hinweise und praktische Tips zur Zubereitung der Speisen

Mengenangabe

Die in den Rezepten genannten Mengen beziehen sich – wenn nicht anders angegeben – auf 1 Portion bzw. auf 1 Person.

Kalorien-/Jouleangaben

Sie beziehen sich immer auf das Nettogewicht, also auf den eßbaren Anteil der Nahrungsmittel. Gewürze, Kräuter und geringe Mengen energiearmer Zutaten sind nicht berücksichtigt, da sie nicht ins Gewicht fallen.

Zutaten

Ob Fleisch, Fisch, Gemüse, Obst oder Käse – alle Zutaten sollen immer frisch gekauft werden. Für die Aufbewahrung von Lebensmitteln eignen sich Glas, Cellophan und Alufolie (mit der glänzenden Seite nach innen).

Kochgeschirr

Als Kochgeschirr werden Töpfe aus Edelstahl, emaillierter Keramikware und/oder Glas empfohlen, weil die Reaktivität dieser Materialien gering ist.

Salz

Salz sollte immer nur in geringen Mengen verwendet werden. Besser viel frische Kräuter nehmen! Statt gewöhnlichem Salz sollten Sie Meersalz oder Sesamsalz verwenden. Normales Salz enthält Dextrose und sollte deshalb nicht als regelmäßige Zutat dienen.

Süßstoff – tabu!

Auf ihn wurde bewußt verzichtet! Sie sollten mit natürlichen Stoffen, zum Beispiel Honig oder Ahornsirup oder entsprechenden Fruchtsirups der erlaubten Tagesfrüchte, süßen.

Obstsäfte

Verwenden Sie nur naturreine Obstsäfte (Muttersäfte). Sie bekommen Sie in Ihrem Reformhaus. Am allerbesten ist natürlich der frisch gepreßte Fruchtsaft.

Flüssigkeitszufuhr – wieviel?

Der Flüssigkeitsbedarf beträgt pro Tag mindestens 2 Liter, das entspricht pro Tag 6–8 Gläsern Flüssigkeit. Trinken Sie vorzugsweise stilles Mineralwasser oder Kräutertee. Er unterstützt den Organismus bei der wichtigen Aufgabe der Entgiftung.

Alkohol während der Ernährungsumstellung?

Nur in Maßen!

In der Rotationstabelle ist angegeben, an welchen Tagen was erlaubt ist. Zum Beispiel am Tag 1: Hefeweißbier aus Weizen oder das bekannte normale helle Bier (ebenso aus Weizen); am Tag 4: Wein, Weinbrand oder Champagner. Bitte trinken Sie Alkoholika nur in geringsten Mengen und nicht jeden Tag! Bereiten Sie sich statt dessen täglich einen Cocktail aus frischen Säften.

Wenn Sie diese Diät mit Kalorienbeschränkung zum Abnehmen durchführen, ist Alkohol in dieser Zeit natürlich ganz verboten.

Trockenfrüchte

Trockenfrüchte sind meist geschwefelt und deshalb nicht empfehlenswert. Auch ungeschwefelte Trockenfrüchte sind nicht empfehlenswert, da sie mit unsichtbaren Hefepilzen behaftet sind. Essen Sie die Früchte lieber frisch, das ist wesentlich bekömmlicher für Ihre Gesundheit.

Beginn der Diät: So kann der erste 4-Tage-Zyklus aussehen

Bringen Sie noch vor dem Frühstück Ihren Stoffwechsel durch Sport in Schwung. Täglich 15 Minuten!

Vorschlag zu TAG 1 (Rezepte dazu ab Seite 30)

Frühstück

Beginnen Sie am Tag 1 mit einem süßen, warmen Gerstenbrei mit Aprikosen. Sollte es zur Zeit keine Aprikosen frisch zu kaufen geben, so suchen Sie sich bitte in der Rotations-Übersichtstabelle bei Tag 1 in der Rubrik Früchte eine entsprechende Alternative aus.

Getränk: Apfelschalentee.

Die Teekunde des Tages gibt Auskunft über die Wirkungsweise aller Teesorten. Apfelschalentee enthält besonders viele Vitamine und Mineralstoffe. Er wirkt entwässernd und ist sehr gut zur Unterstützung von Diätkuren geeignet.

Vormittags-Snack

Als kleiner vormittäglicher Imbiß eignet sich etwas Obst oder Joghurt.

Hinweis: Die JUTTA-POSCHET-IMMUN-DIÄT sieht grundsätzlich keine Zwischenmahlzeiten bzw. Snacks vor. Wer aber sehr früh aufstehen und dadurch vom Frühstück bis zum Mittagessen eine zu lange Zeit überbrücken muß, kann sich mit den aufgeführten Vorschlägen helfen.

Nehmen Sie von jeder Speise nur eine kleine Menge. Im Rahmen dieser Diät werden Sie sich nicht vollessen, sondern immer nur kleine Mengen von jeder Hauptmahlzeit zu sich nehmen. Auf diese Weise beschränkt sich jede Mahlzeit auf nur ca. 340–400 Gramm. Dahinter steht der Gedanke, die gesamte tägliche Speisemenge über den ganzen Tag zu verteilen, damit nicht bei wenigen Gelegenheiten große Mengen verzehrt werden.

Durch solch eine Staffelung der Nahrungsaufnahme versorgen Sie Ihren Körper während des ganzen Tages mit Energie, Proteinen, Kohlenhydraten, Vitaminen und Mineralstoffen. Menschen, die das Frühstück ausfallen lassen, mit dem Mittagessen knausern und dann am Abend den ganzen Kühlschrank leer essen, verwerten unter dem Strich nur ungefähr 340 Gramm des ganzen Essens, das sie sich einverleiben. Sie können nur einen kleinen Teil des Proteins, das sie ihrem Körper zuführen, tatsächlich verwerten. Der Rest wird zu Fett. Wenn man dagegen dreimal am Tag (kleine Mahlzeiten) ißt, entsteht aus dem Eiweiß nur sehr wenig Fett, welches der Körper laufend für seine

Energiegewinnung benötigt. Dies ist ein äußerst wichtiger Punkt für alle, die abnehmen wollen, ohne daß die Gesundheit darunter leidet.

Mittagessen

Wie wäre es mit einer Dinkelsuppe mit Lauch als Vorspeise? Anschließend wählen Sie vielleicht das Kalbsfilet, in Olivenöl gebraten, mit Salbei, oder Sie bevorzugen heute Hartweizenspaghetti ohne Ei mit Zucchinigemüse und Oliven.
Die angegebenen Rezepte bieten auch für Vegetarier viele Möglichkeiten. Die Getreidekunde des Tages gibt weitere Aufschlüsse, wie sich Getreide- und Gemüsesorten des Tages miteinander kombinieren lassen.
Dessertvorschlag: Apfeleis.
Weitere Dessertmöglichkeiten entnehmen Sie bitte der Aufstellung der erlaubten Früchte und Säfte des 1. Tages. Hier erkennen Sie auf einen Blick, welche Früchte und Obstsäfte am Tag 1 erlaubt sind und mit welchen weiteren Produkten (zum Beispiel am Tag 1 die Milchprodukte oder die entsprechenden Getreideflocken oder Nüsse) Sie diese kombinieren dürfen.

Abendessen

Als leichtes Abendessen empfehle ich Ihnen Sardinen auf Gemüsebett.

Sehen wir uns einmal an, welchen Nutzen das Essen dieses 1. Tages vom Zyklus-Tag 1 für Sie haben wird. Die Nahrungsmittel, die Sie aufnemmen, sind reich an Ballaststoffen, kalorienarm und somit leicht verdaulich. Raffinadezucker oder -stärke fehlen ganz auf Ihrer Tageskarte. Die Speisemengen sind maßvoll. So beansprucht der Verdauungstrakt nichts von dem Blut, dem Sauerstoff, die das Gehirn benötigt. Die im Essen enthaltenen Nährstoffe kann der Körper leicht und problemlos aufnehmen. Hinzu kommt, daß die Speisen durch starkes Kauen zerkleinert werden müssen. Das ist gut für die Kiefer und senkt den Appetit, denn je mehr man kaut, desto schneller wird die Eßlust befriedigt. Das gute Kauen jedes einzelnen Bissens verhindert auch ein Hinunterschlingen des Essens. Gerste, Roggen, Zucchini und frisches Obst des Tages – ein kurze Liste von Zutaten, mit denen bereits sehr viel für die Entgiftung des Körpers und für den Wiederaufbau Ihrer Gesundheit erreicht wird!

Vorschlag zu TAG 2 (Rezepte dazu ab Seite 60)

Frühstück

Beginnen Sie den 2. Tag (= Zyklustag 2) mit einem Glas frischem Fruchtsaft (Orangensaft). Im Anschluß daran gibt es heute warme Buchweizengrütze mit Orangen.
Getränk: Mate-Tee, er zügelt die Eßlust und entschlackt. Durch das Koffein und Tannin ist er eine Hilfe für Kreislauflabile.

Vormittags-Snack

1 Orange.

Mittagessen

Forelle mit Petersilienkartoffel und Feldsalat mit Tomaten.
Dessert: Das leichte Mittagessen erlaubt heute noch Perlsagomus mit Madarinen.

Nachmittags-Snack

Zum Knabbern gibt es heute Erdnüsse (bitte nicht mehr als 50 Gramm).

Abendessen

Buchweizenpfannkuchen mit Feldsalat und Paprika.

Der Tag 2 war nun wieder angefüllt mit vielen frischen Nahrungsmitteln – ohne zu viele Kalorien und ohne zu belasten. Das ist richtiges Essen für vollkommene Gesundheit!

Vorschlag zu TAG 3 (Rezepte dazu ab Seite 84)

Frühstück

Proteinreicher Hirsebrei.
Getränk: Kamillentee.

Vormittags-Snack

Essen Sie kalt noch ein wenig von Ihrem Hirsebrei.

Mittagessen

Gebratene Hühnerbrust auf Eisbergsalat mit Palmherzen.

Nachmittags-Snack

Etwas Obst oder Gemüse, falls Sie überhaupt noch einen Snack wünschen.

Abendessen

Aus der Getreidekunde: Maisgrießschnitten mit Kirschkompott.

Vorschlag zu TAG 4 (Rezepte dazu ab Seite 109)

Frühstück

Beginnen Sie den Tag 4 mit einem Milchshake aus Sojamilch und Banane. Anschließend bereiten Sie sich ein Sojaflockenmüsli mit Bananen, Rosinen und Sojamilch.
Getränk: Schwarzer Tee.

Vormittags-Snack

1 Banane.

Mittagessen

Scholle mit Erbsenschoten.

Fisch liefert nicht nur hochwertiges Eiweiß, sondern auch essentielle Fettsäuren, die dem Körper zugeführt werden müssen. Fettsäuren vom Typ Omega 3, in vielen Fischsorten enthalten, sind nachgewiesenermaßen gut für das Herz, weil sie den Cholesterinspiegel senken.

Nachmittags-Snack

Bananenflip mit Sojamilch.

Abendessen

Gemüsereis mit Erbsen und Brokkoli.

Erbsen stecken bis zum Rand voll Eiweiß und sind äußerst nahrhaft. Gemüse und gekochter Reis sind am Abend besonders gut verdaulich.

Dessert: Frische Feigen auf Tofu.

Abendlicher Snack

Vielleicht belohnen Sie sich heute mit einem (wirklich nur einem!) Glas Wein oder einem Glas Champagner. Dieses Angebot gilt aber nur, wenn Sie die Diät nicht zum Abnehmen durchführen.

Haben Sie schon Appetit bekommen?

Wenn ja – dann blättern Sie doch mal in den nachfolgenden Rezeptvorschlägen!

Die JUTTA-POSCHET-IMMUN-DIÄT ist ein Langzeitprogramm für Ihre Gesundheit. Deshalb ist sie nicht auf einige Wochen begrenzt. Sie haben vielmehr die Möglichkeit, alle Tagespläne nach Ihrem Geschmack selbst zusammenzustellen.

Durchführung

Sie beginnen mit einem TAG 1 des Rotationsschemas. Werfen Sie einen Blick auf die Rotations-Übersichtstabelle in den Innenlaschen des Buchumschlags. Dort finden Sie das ganze Angebot des 1. Tages.

▷ Sie dürfen also am 1. Zyklustag Ihre Speisen frei aus den Zutaten von TAG 1 zusammenstellen.

▷ Im Rezeptteil ab Seite 30 sind zuerst alle Rezeptvorschläge für TAG 1 aufgezeigt, und zwar nach folgender Gliederung:

- FRÜHSTÜCK
  Ergänzend dazu und sehr informativ:
  TEEKUNDE DES TAGES (Teesorten und ihre Wirkungsweise)
  GETREIDEKUNDE DES TAGES – wichtig für alle Vegetarier
- WARME GERICHTE
- KALTE GERICHTE
- DESSERTS
  Ergänzend dazu eine
  ÜBERSICHT ÜBER WEITERE DESSERTMÖGLICHKEITEN

Es folgt Tag 2 der Diät – Sie stellen sich wieder Ihre Immun-Rezepte selbst zusammen. Ebenso folgen TAG 3 und TAG 4.

▷ Wenn Sie diese Diät zur Gewichtsreduktion durchführen, achten Sie bitte auf die Kalorien und essen Sie kleinere Mengen!

▷ Vergessen Sie auch Ihren Flüssigkeitsbedarf von 2 Litern täglich nicht. Trinken Sie vorzugsweise stilles Mineralwasser oder Kräutertee.

▷ Besorgen Sie sich vor Beginn der Diät alles, was Sie brauchen. Sehen Sie sich die Übersichtstabelle genau an.
Sie müssen natürlich nicht alles einkaufen, was in der Übersichtstabelle steht. Doch eine gewisse »Grundausstattung« ist gut, wenn Sie sie zu Hause haben.
Dazu gehören:

- Die verschiedenen Getreideflocken der Rotationstage. Am besten besorgen Sie sich vier verschiedene Dosen für TAG 1, TAG 2, TAG 3 und TAG 4.
- Ein gewisser Vorrat an Obstsäften ist ratsam.
- Die verschiedenen Öle und Fette der Tage und die verschiedenen Gewürze sollten ebenso parat stehen.
- Bezüglich weiterer Nahrungsmittel stellen Sie sich selbst Ihre Einkaufsliste zusammen. Kaufen Sie möglichst immer alles frisch. Tiefkühlware ist auch erlaubt.

Diese Variationsmöglichkeit von Rezepten bei einer Diät ist bisher einzigartig!

Sie hat den großen Vorteil, daß Sie nicht festgelegt sind auf bestimmte Zutaten oder Speisen. Sie können sich anregen lassen durch die Rezeptvorschläge, haben aber gleichzeitig die Möglichkeit, Nahrungsmittel der Rezeptbeispiele mit Nahrungsmitteln der Rotations-Übersichtstabelle *desselben Tages* zu tauschen.

Die Rezepte sind mit der Übersichtstabelle kombinierbar.

Hinweis: Wichtig für alle, die im Restaurant essen müssen. Sie orientieren sich nach der 4-Tage-Rotations-Übersichtstabelle.

MERKE:
Tauschen Sie niemals Nahrungsmittel der 4 Tage untereinander aus! Das wäre ein Verstoß gegen das Rotationsprinzip!

Lernen Sie, sich abwechslungsreich zu ernähren. Essen Sie sich im 4-Tage-Zyklus der JUTTA-POSCHET-IMMUN-DIÄT schlank und gesund!

REZEPTE ZUR JUTTA-POSCHET-IMMUN-DIÄT

IMMUN-DIÄT-SYSTEM – ENTGIFTUNG-ENTSCHLACKUNG-ERFOLG – ®

	TAG 1 Seite	TAG 2 Seite	TAG 3 Seite	TAG 4 Seite
Frühstück	30	60	84	109
Teekunde des Tages	36	64	90	114
Getreidekunde des Tages – wichtig für alle Vegetarier	37	65	91	115
Warme Gerichte	42	66	94	116
Kalte Gerichte	51	76	103	124
Desserts	54	79	105	127
Übersicht für weitere Dessertmöglichkeiten	59	83	108	130

MERKE:
Alle Rezepte sind mit den Nahrungsmitteln entsprechend der Tageseinteilung der 4-Tage-Rotations-Übersichtstabelle kombinierbar.

Tag	Frühstück

1

WEIZENFLOCKENMÜSLI MIT OBST UND MILCH

MENGE	ZUTATEN	KCAL / KJ
2	*Kiwi*	*90 / 378*
100 g	*Erdbeeren*	*37 / 155*
5 EL	*Weizenflocken*	*130 / 545*
200 ml	*Milch*	*121 / 508*
1 EL	*Ahornsirup*	*50 / 210*
	Gesamt	*428 / 1796*

ZUBEREITUNG

Die Kiwis schälen und in Scheiben schneiden. Zusammen mit den Erdbeeren – gewaschen, entstielt, große halbiert – in ein Schüsselchen geben. Weizenflocken darüberstreuen, Milch dazugießen. Je nach Geschmack mit Ahornsirup süßen.

TEE

Zitronenmelissentee.

Frühstück

Tag

1

WEIZENFLOCKEN MIT MELONE UND FRUCHTSAFT

MENGE	ZUTATEN	KCAL / KJ
1/2	*Melone (Netz-/Honigmelone)*	*100 / 420*
1 EL	*Ahornsirup*	*50 / 210*
5 EL	*Weizenflocken*	*130 / 545*
200 ml	*Himbeersaft (Muttersaft)*	*74 / 310*
	Gesamt	*354 / 1485*

ZUBEREITUNG

Von der Melone die Kerne entfernen, das Fruchtfleisch in Stücken oder Kugeln auslösen und in ein Schälchen füllen. Je nach Geschmack mit Ahornsirup süßen. Die Weizenflocken darüberstreuen und mit Himbeersaft aufgießen.

TEE

Brombeerblättertee.

Tag	Frühstück
1	

GEDÜNSTETE ÄPFEL MIT ROGGENFLOCKEN

MENGE	ZUTATEN	KCAL / KJ
2 (à 150 g)	*Äpfel*	*84 / 345*
5 EL	*Roggenflocken*	*250 / 1050*
1 EL	*Ahornsirup*	*50 / 210*
	Gesamt	*384 / 1605*

ZUBEREITUNG

Die Äpfel schälen und aufschnitzeln. In ca. 300 ml Wasser kurz kochen. Von der Kochstelle nehmen und die Hälfte vom Wasser abgießen. In ein Schüsselchen umfüllen und mit Roggenflocken bestreuen. Nach Geschmack mit Ahornsirup süßen.

Tip: Die Roggenflocken können auch schon kurz mitgekocht werden.

GETRÄNK

Apfelschalentee oder Malzkaffee.

Frühstück

Tag 1

SÜSSER GERSTENBREI MIT APRIKOSEN (warm)

MENGE	ZUTATEN	KCAL / KJ
5 EL	*Gerstenflocken*	*250 / 1050*
200 g	*Aprikosen*	*108 / 454*
1 EL	*Sahne*	*30 / 126*
1 EL	*Ahornsirup*	*50 / 210*
	Gesamt	*438 / 1840*

ZUBEREITUNG

In einem Topf ca. 200 ml Wasser zum Kochen bringen. Die Gerstenflocken einstreuen und die zerkleinerten Aprikosen dazugeben. Unter Rühren kurz aufkochen lassen. Von der Kochstelle nehmen und nachquellen lassen. Nach ca. 5–10 Minuten die Sahne unterrühren und nach Geschmack süßen.

TEE

Apfelschalentee.

Tag	Frühstück

1

BIRNENQUARK (warm)

MENGE	ZUTATEN	KCAL / KJ
150 g	*Birne*	*85 / 357*
250 g	*Quark, 40 %*	*447 / 1872*
1 EL	*Ahornsirup*	*50 / 210*
	Gesamt	*582 / 2439*

ZUBEREITUNG

Die Birne aufschneiden und das Kerngehäuse entfernen. In ca. 200 ml kochendem Wasser kurz blanchieren. Von der Kochstelle nehmen und den Sud in ein Schüsselchen abgießen. Den Quark mit dem Sud verrühren und nach Geschmack mit Ahornsirup süßen. Die Fruchtstücke untermengen.

TEE

Hagebuttentee.

Frühstück

Tag

1

SONNTAGS-BRUNCH (Zutaten für 1 Person)

Menge	Zutaten	kcal / kJ
100 g	*Chicorée*	*16 / 67*
100 g	*Frischkäse, 20 %*	*206 / 865*
½	*Melone (Netz-/Honigmelone)*	*100 / 420*
2	*Kiwi*	*90 / 378*
100 g	*Erdbeeren*	*37 / 155*
4 EL	*Roggenflocken*	*200 / 840*
200 ml	*Milch (mit Kakao)*	*156 / 652*
1 EL	*Schlagsahne, ungesüßt*	*15 / 63*
	Gesamt	*820 / 3440*

Sonntags sollten Sie sich etwas mehr Zeit zum Frühstück nehmen. Und deshalb schlage ich Ihnen diese Art von »Brunch« vor. Natürlich macht Brunch-Frühstück nur mit mehreren Personen Spaß – (die angegebenen Zutaten müssen mit der Anzahl der Teilnehmer multipliziert werden). Sie dürfen alles, was Sie zum Brunch noch mögen, aus der Tabelle des 1. Tages aussuchen und ergänzen.

Zubereitung

Den Chicorée waschen und auf einem Teller sternförmig anrichten. Den Frischkäse daraufgeben. Von der Melonenhälfte die Kerne entfernen und das Fruchtfleisch ausstechen; mit den geschälten und in Scheiben geschnittenen Kiwis und den Erdbeeren zurück in die ausgehöhlte Melonenschale füllen. Die Roggenflocken in einem Schüsselchen bereitstellen (eventuell über das Obst streuen). Die Milch erwärmen und Kakaopulver unterrühren, mit einem Klecks Sahne verfeinern.
Und nun bedienen Sie sich und Ihre Familie in aller Ruhe von Ihrem Frühstücksbuffet.

Getränk: Brombeerblättertee oder heiße Schokolade.

TAG 1: TEESORTEN UND IHRE WIRKUNGSWEISE

ZITRONENMELISSENTEE

Wirkungsweise: Hilft bei Schlafstörungen, wirkt entspannend, harmonisierend.
Wirkstoffe: Vitamine und Mineralstoffe, ätherische Öle.

BROMBEERBLÄTTERTEE

Wirkungsweise: Beugt Erkältungskrankheiten vor, hilft bei Heiserkeit und chronischem Durchfall (Blätter).
Wirkstoffe: Vitamine, Mineralstoffe, Fruchtsäure.
Blätter: Gerbstoff, organische Säuren.

APFELSCHALENTEE

Wirkungsweise: Entwässernd, zur Unterstützung von Diätkuren.
Wirkstoffe: Vitamine, Mineralstoffe.

HAGEBUTTENTEE

Wirkungsweise: Vorbeugend bei Erkältungskrankheiten und Fieber.
Wirkstoffe: Enthält sehr viel Vitamin C, andere Vitamine, Mineralstoffe und Fruchtsäuren.

GOLDRUTENTEE

Wirkungsweise: Hilft bei Blasen- und Nierenentzündung.
Wirkstoffe: Ätherische Öle, Gerbstoff, Bitterstoff, Saponine.

AUSSERDEM ERLAUBT

Alle aromatisierten Fruchtteesorten des Tages.

TAG 1: GETREIDEKUNDE

GERSTE

BESONDERE EIGENSCHAFTEN

Gerste ist ein typisches »Breigetreide«, leicht verdaulich und harntreibend. Außer Fett, Eiweiß und Kohlenhydraten enthält sie wichtige Mineralstoffe und Vitamine. Wegen des hohen Kieselsäuregehalts dient Gerste zur Verbesserung von Bindegewebsschwäche, Bandscheibendegeneration, Gelenkbeschwerden und zur Stärkung der Lunge. Gerstengerichte sollten bereits Kindern verabreicht werden.
Bei Erkrankungen des Magens und des Darms bewirkt Gerste durch ihre Schleimbildung wertvolle Heilhilfe. Außerdem stärkt sie die Nerven durch das wertvolle Vitamin Niacin.

GERSTENKÖRNER KOCHEN

Die Körner zuerst waschen, danach mit der doppelten Menge Wasser für ca. 6–10 Stunden einweichen. Mit dem Einweichwasser aufkochen und mit geschlossenem Deckel ca. 1 Stunde köcheln lassen. Den Topf von der Kochstelle nehmen und noch etwas nachquellen lassen. Gewürze zufügen.

GERSTENSCHROT GAREN

Gerstenkörner grob schroten und mit der 2½fachen Menge Wasser zum Kochen bringen, dabei öfter umrühren. Mit wenig Meersalz würzen, zugedeckt bei kleiner Hitze oder im Backofen bei ca. 160 Grad ½ Stunde garen. Gewürze zufügen.

GERSTENFLOCKEN

Gerstenflocken schmecken vorzüglich mit frischem Obst und Fruchtsäften zum Frühstück oder als Nachspeise.

Gerste bietet für das Frühstück sowie für warme Gerichte viele weitere Variationsmöglichkeiten. Kombinieren Sie Gerste mit den erlaubten Gemüse- oder Obstsorten des Tages.

TAG 1: GETREIDEKUNDE

DINKEL

BESONDERE EIGENSCHAFTEN

Der Dinkel gehört zu der Familie des Weizens, kann aber, im Gegensatz zu den anderen Weizensorten, wie Reis in Form von Körnern gegessen werden. Als Brei oder Schrot gekocht, ist er eine Wohltat für Magen- und Darmkranke.
Zur Krebsvorbeugung und -behandlung wird das tägliche Dinkelmus empfohlen, ebenso Dinkelkeimlinge.

DINKELKÖRNER KOCHEN

Die Körner waschen und mit der doppelten Menge Wasser mindestens 3 Stunden einweichen. Im Einweichwasser aufkochen und ca. 30 Minuten zugedeckt köcheln lassen. Zum Schluß ein paar Butterflöckchen obenauf verteilen und würzen.
Gekochte Dinkelkörner können auch nochmals in der Pfanne mit Butter kurz gebräunt werden. Frisch gehackte Kräuter und Gewürze des Tages nach Geschmack zufügen.

DINKELSCHROT GAREN

Dinkelkörner waschen und im Ofen darren, bis die Körner einen nußartigen Geschmack bekommen haben. Die Körner auskühlen lassen und mit der Getreidemühle ganz grobkörnig schroten.
Der frisch gemahlene Dinkelschrot mit der doppelten Menge Wasser zum Kochen bringen und kurz aufkochen lassen. In eine Auflaufform umfüllen und ca. 30–40 Minuten zugedeckt im Ofen bei 160 Grad garen lassen.

DINKELMUS

Dinkel waschen und im Ofen darren. Die ausgekühlten Körner mit der Getreidemühle fein mahlen. 4 gehäufte Teelöffel Dinkelmehl mit ¼ Liter kaltem Wasser unter ständigem Rühren langsam zum Kochen bringen. Bei kleiner Hitze 10 Minuten köcheln lassen. Man kann das Mus salzig würzen und entsprechende Gemüsesorten zufügen. Bei der süßen Variation wählen Sie bitte die entsprechenden Früchte des 1. Tages.

TAG 1: GETREIDEKUNDE

ROGGEN

BESONDERE EIGENSCHAFTEN

Roggen ist ein kräftiges, herzhaftes Getreide mit hohem Eiweißgehalt. Er enthält Eisen, Kalium, Phosphor, Fluor, Kieselsäure sowie Vitamine der B-Gruppe. Roggen ist aber auch ein schwer verdauliches Getreide und verlangt von den Verdauungsorganen Höchsteinsatz. Für Menschen, die sich wenig bewegen, ist Roggen nicht so gut geeignet. Er führt oft zu Blähungen.

ROGGENKÖRNER KOCHEN

Die Roggenkörner waschen und in der doppelten Menge Wasser 6–10 Stunden einweichen. Mit dem Einweichwasser aufkochen und zugedeckt 60 Minuten köcheln. Anschließend mindestens 30 Minuten nachquellen lassen. Gewürze entsprechend des Tages zufügen.

ROGGENSCHROT GAREN

1 Tasse Roggenkörner ganz grob geschroten. Den Schrot mit 3 Tassen Wasser mindestens 30 Minuten einweichen. Mit einer Prise Meersalz zum Kochen bringen und zugedeckt 25 Minuten garen. Zwischendurch umrühren. 15 Minuten nachquellen lassen. Gewürze entsprechend des Tages zufügen.

ROGGENKÖRNER, GEBRATEN MIT GEMÜSE

Beliebiges Gemüse des 1. Tages klein schneiden und in Butter anbraten; halb gar dünsten. Die gekochten Roggenkörner (siehe oben) zufügen und kurz weiterschmoren lassen. Mit frischen Kräutern des Tages würzen.

TAG 1: GETREIDEKUNDE

WEIZEN

BESONDERE EIGENSCHAFTEN

Weizen hat einen hohen Eiweißgehalt. Er enthält außerdem die Vitamine B_1, B_2 und B_6 sowie die Mineralstoffe Kalium, Phosphor, Magnesium und Kieselsäure. Weizen zählt zu den leicht verdaulichen Getreidesorten. Zu beachten: Gerade beim Weizen ist es wichtig, das ganze Korn zu verwenden, denn in den Randschichten zentrieren sich die Vitamine, Mineral- und Ballaststoffe.
Verwendet man nur Weißmehl oder Kleie, so führt dies zwangsläufig zu Mangelerscheinungen. Darmträgheit, Zahnverfall, Stoffwechselstörungen sind die Folgeerscheinungen.

WEIZENKÖRNER KOCHEN

Weizenkörner waschen und mit der doppelten Menge Wasser ca. 6–10 Stunden einweichen. Mit dem Einweichwasser aufkochen und zugedeckt 60 Minuten köcheln. Anschließend 30 Minuten nachquellen lassen. Gewürze entsprechend des Tages zufügen.

WEIZENSCHROT GAREN

Weizenkörner grob schroten und mit gut der doppelten Menge Wasser ca. 1½ Stunden einweichen. Mit einer Prise Meersalz zum Kochen bringen und zugedeckt bei kleiner Hitze ca. 30 Minuten garen. Ab und zu umrühren und ca. 10 Minuten nachquellen lassen. Zur Geschmacksverfeinerung kann am Schluß etwas Butter zugefügt werden.

WEIZENPFANNKUCHEN

200 g Weizenvollkornmehl (möglichst frisch gemahlen), 400 g Wasser, 3 EL Olivenöl und 1 Prise Meersalz zu einem Teig verrühren, 15 Minuten quellen lassen. In einer Pfanne Olivenöl erhitzen und bei mittlerer Hitze kleine, dünne Pfannkuchen ausbacken.
Tip: Dieser Teig eignet sich auch zum Backen von Waffeln.

WEIZENKEIMLINGE

Keimdauer 3 Tage. Besonders empfehlenswert bei Vitamin-B-Mangel oder schwachen Nieren.

TAG 1: GETREIDEKUNDE

BULGHUR

Bulghur, eine spezielle Form des Weizens, ist ein Grundnahrungsmittel im Mittleren Osten. Bulghur ist vorgekochter, getrockneter und grob geschroteter Hartweizen. Für rohe Verwendung wird er eingeweicht, gut abgetropft und anschließend angemacht. Gekochter Bulghur wird erst in Butter oder Öl angebraten, dann mit der doppelten Menge Wasser aufgegossen und ca. ¼ Stunde gekocht.

COUSCOUS

Couscous (grober Gries aus Hartweizen) ist das Nationalgericht der Länder Algeriens, Tunesiens und Marokkos. Er eignet sich sehr gut als Beilage und als Hauptgericht für die vegetarische Küche. Kombinieren Sie Couscous mit den Gemüsesorten des Tages.

Tag	Warmes Gericht (Fisch)
1	

SARDINEN AUF GEMÜSEBETT

MENGE	ZUTATEN	KCAL / KJ
4	*Sardinen, je nach Größe*	*402 / 1683*
3 EL	*Olivenöl*	*267 / 1122*
½ Kopf	*Bataviasalat*	*30 / 126*
1	*Gemüsezwiebel*	*20 / 84*
1	*Zucchini (klein)*	*11 / 46*
	Salz	
	Schnittlauch	
	Gesamt	*730 / 3061*

ZUBEREITUNG

Die Sardinen ausnehmen: am Rücken aufschneiden und Gräten entfernen. Eine feuerfeste Form gut mit Öl ausstreichen. Auf dem Boden die Blätter des geputzten Bataviasalats, die in dünne Scheiben geschnittene Zwiebel und Zucchini anrichten. Leicht salzen. Mit wenig Schnittlauchröllchen bestreuen. Die Sardinen darauflegen, mit etwas Olivenöl einpinseln. Im Backofen bei milder Hitze ca. 1 Stunde garen.

Warmes Gericht (Rindfleisch)

Tag 1

GEFÜLLTE ZUCCHINI

MENGE	ZUTATEN	KCAL / KJ
2 (400 g)	*mittelgroße Zucchini*	*44 / 185*
100 g	*Rindertartar*	*126 / 527*
1 kleine	*Schalotte oder Zwiebel*	*20 / 84*
5	*grüne Oliven*	*28 / 117*
nach Geschmack	*Salbei, Schnittlauch*	
50 g	*Pinienkerne*	*313 / 1310*
	Gesamt	*531 / 2223*

ZUBEREITUNG

Die Zucchini waschen, längs halbieren und mit einem Löffel aushöhlen. Das Rindertartar etwas salzen, die feingeschnittene Zwiebel und das ausgehobene Zucchinifleisch untermengen. Die Oliven fein schneiden, zufügen. Mit Salbei und Schnittlauch abschmecken. Die Masse in die Zucchinihälften füllen. Im Backofen bei ca. 200 Grad 20 Minuten backen.

5 Minuten vor Ende der Backzeit mit Pinienkernen bestreuen.

Tag	Warmes Gericht (Kalbfleisch)

1

SALBEI-KALBSFILET MIT CHICORÉE

Menge	Zutaten	kcal / kJ
150 g	*Kalbsfilet*	*159/ 666*
	Meersalz	
	Salbei (getrocknet)	
1 EL	*Olivenöl*	*89/ 374*
200 g	*Chicorée*	*32/ 134*
2 EL	*Parmesan, gerieben*	*80/ 334*
	Gesamt	*360/1508*

Zubereitung

Das Kalbsfilet in zwei Scheiben schneiden. Mäßig mit Meersalz salzen. Von beiden Seiten mit getrocknetem Salbei einreiben. In Olivenöl braten.
Chicorée kurz dünsten, anschließend in eine feuerfeste Form umfüllen und mit Parmesankäse bestreuen. Kurz im Backofen überbacken, bis der Käse etwas Farbe angenommen hat.
Das Kalbsfilet zusammen mit dem Chicoréegratin servieren.

Warmes Gericht (ohne Fleisch)

Tag 1

GERSTENAUFLAUF MIT GEMÜSE

Menge	Zutaten	kcal / kJ
200 g	*Gerstenschrot (grob)*	*740 / 3098*
	Meersalz	
1 EL	*Butter*	*116 / 486*
1	*Zwiebel*	*20 / 84*
1	*Zucchini (klein)*	*11 / 46*
1 Bund	*Schnittlauch*	*14 / 59*
	Gesamt	*901 / 3773*

Zubereitung

Den Gerstenschrot mit der 2½fachen Menge Wasser zum Kochen bringen, dabei öfters umrühren. Mit wenig Meersalz würzen. Zugedeckt weitere 30 Minuten bei mäßiger Hitze garen. Eine Auflaufform mit Butter ausstreichen.

Die Zwiebel hacken. Zucchini waschen und mit der Schale raspeln. Vom Gerstenschrot das Wasser abgießen, Zwiebel, Zucchini und Schnittlauch untermengen. Mit feuchten Händen die Masse verkneten; wenn sie zu feucht ist, ein paar Gerstenflocken zufügen. In die Auflaufform füllen und ca. 30–40 Minuten bei 200 Grad backen.

Tag	Warmes Gericht (ohne Fleisch)

1

EINFACHE GERSTENSUPPE

MENGE	ZUTATEN	KCAL / KJ
1 EL	*Butter*	*116/ 486*
2	*Zwiebeln*	*40/ 168*
100 g	*Gerste (über Nacht in Wasser eingeweicht)*	*370/1549*
	Salz	
1 Bund	*Schnittlauch*	*14/ 59*
	Gesamt	*540/2262*

ZUBEREITUNG

Butter in einem großen Topf erhitzen. Die in Scheiben geschnittenen Zwiebeln hinzugeben und gar schmoren. Die Gerste mit dem Einweichwasser (falls noch vorhanden) zufügen. So viel Wasser auffüllen, daß die Gerste ganz bedeckt ist. Die Suppe nun 1 Stunde köcheln lassen. Bei Bedarf noch etwas Wasser nachgießen. Vor dem Servieren mäßig salzen und den feingeschnittenen Schnittlauch zugeben.

Warmes Gericht (ohne Fleisch)

Tag 1

HARTWEIZENSPAGHETTI MIT ZUCCHINIGEMÜSE UND OLIVEN

Menge	Zutaten	kcal / kJ
100 g	*Hartweizenspaghetti (ohne Ei!)*	*386 / 1617*
	Salz	
300 g	*Zucchini*	*33 / 138*
6	*grüne Oliven*	*33 / 138*
1 Prise	*Salbei*	
	Gesamt	*452 / 1893*

Zubereitung

1 Liter Salzwasser zum Kochen bringen. Die Spaghetti hinzufügen und kurz aufkochen lassen. Bei geringer Hitze ca. 10–15 Minuten al dente garen.
In der Zwischenzeit Zucchini waschen und in Scheiben schneiden. In wenig Wasser blanchieren, mäßig salzen. Die Oliven halbieren und ohne Kerne untermengen. Salbei zufügen.
Das Zucchinigemüse auf den abgetropften Spaghetti anrichten und sofort servieren.

Tag	Warmes Gericht (ohne Fleisch)
1	

DINKELSUPPE MIT LAUCHGEMÜSE

Menge	Zutaten	kcal / kJ
100 g	*Dinkel*	*363 / 1519*
	Salz	
1 Stange	*Lauch*	*76 / 318*
1/2	*Zwiebel*	*10 / 42*
1 EL	*Olivenöl*	*89 / 374*
1 Bund	*Schnittlauch*	*14 / 59*
	Gesamt	*552 / 2312*

Zubereitung

Den Dinkel in kaltes Salzwasser geben und zum Kochen bringen. Nach 30 Minuten den gewaschenen und in Ringe geschnittenen Lauch zufügen. Die gehackte Zwiebel in Öl kurz anschwitzen und in die Suppe geben. Unter Rühren nochmals 15 Minuten köcheln lassen. Zum Schluß mit dem frisch gehackten Schnittlauch bestreuen.

Warmes Gericht (ohne Fleisch)

Tag

1

LAUCHGEMÜSE, ÜBERBACKEN MIT MOZZARELLA

Menge	Zutaten	kcal / kJ
500 g	*Lauch*	*190 / 795*
	Meersalz	
	Zitronenmelisse (getrocknet)	
	Salbei (getrocknet)	
200 g	*Mozzarella (Büffel)*	*400 / 1674*
	Gesamt	*590 / 2469*

Zubereitung

Den Lauch putzen und waschen. In Ringe aufschneiden. Ca. 10 Minuten in wenig Wasser garen, leicht salzen. Das Wasser abgießen, die Lauchringe in eine flache Auflaufform umfüllen, Zitronenmelisse und Salbei untermengen. Das Lauchgemüse mit dem in Scheiben geschnittenen Mozzarella belegen. Im Backofen überbacken, bis der Käse zerlaufen ist.

Tag	Warmes Gericht (ohne Fleisch)
1	

APFELSTRUDEL OHNE EI

MENGE	ZUTATEN	KCAL / KJ
100 g	*Weizenvollkornmehl*	*340 / 1423*
1 Prise	*Salz*	
2 EL	*Olivenöl*	*178 / 748*
250 g	*Magerquark*	*220 / 924*
100 ml	*saure Sahne, 10 %*	*126 / 529*
700 g	*Äpfel (Boskop)*	*385 / 1610*
	Gesamt	*1249 / 5234*

ZUBEREITUNG

Weizenmehl und Salz in eine Schüssel geben. Ganz wenig lauwarmes Wasser mit 1 EL Öl angießen und durchrühren. Nur so viel Wasser insgesamt angießen, bis sich der Teig von der Schüssel löst, aber nicht klebt (zu naß). Den Teig mit den Händen durchkneten und ausrollen. Dünn ausziehen.
Quark und saure Sahne gut verrühren (eventuell mit Apfeldicksaft süßen). Die Quarkmasse (etwas zurückbehalten) auf dem Strudelteig dick ausstreichen. Die Äpfel waschen, würfeln, auf dem Teig verteilen und den Strudel vorsichtig zusammenrollen. Eine feuerfeste, ausgefettete (Olivenöl) Form bereitstellen.
Den Strudel mit der Nahtseite nach unten in die Form geben, mit wenig Öl bepinseln. Bei ca. 200 Grad im Backofen 45 Minuten backen. Ca. 10 Minuten vor Ende der Garzeit mit der restlichen Quarkmasse einstreichen (auch eine kleine Tasse lauwarme Milch eignet sich gut). So wird der Strudel schön saftig.

PIKANTE VARIATION

Anstelle von Äpfeln Lauch und nur saure Sahne nehmen.

Kaltes Gericht (Rindfleisch)

Tag 1

RINDERZUNGE MIT ZUCCHINI – ROHKOSTSALAT

Menge	Zutaten	kcal / kJ
1	*Zucchini (mittelgroß)*	*15 / 63*
	Salz	
200 g	*Rinderzunge, gekocht (dünn aufgeschnitten)*	*446 / 1866*
1 EL	*Olivenöl*	*89 / 374*
2 EL	*Apfelessig*	
1 Bund	*Schnittlauch*	*14 / 59*
	Gesamt	*564 / 2362*

Zubereitung

Zucchini waschen und mit der Schale raspeln. Leicht salzen. Die Rinderzunge auf einen flachen Teller auslegen und die geraspelte Zucchini in die Mitte daraufgeben. Olivenöl und Apfelessig verrühren und über die Zucchini träufeln. Mit feingeschnittenem Schnittlauch bestreuen.

Tag	**Kaltes Gericht** (mit Frischkäse)

1

CHICORÉESALAT MIT FRÜCHTEN UND FRISCHKÄSE

MENGE	ZUTATEN	KCAL / KJ
200 g	*Chicorée*	*32 / 134*
100 g	*Himbeeren*	*40 / 167*
100 g	*Brombeeren*	*48 / 201*
100 g	*Frischkäse, mager*	*100 / 419*
2 EL	*Himbeeressig*	
1 EL	*Olivenöl*	*89 / 374*
	Gesamt	*309 / 1295*

ZUBEREITUNG

Den Chicorée waschen, den bitteren Strunk entfernen und die Blätter auf einem großen Teller fächerförmig auslegen. Die gewaschenen, mit Küchenpapier abgetupften Beeren darauf verteilen. Den Frischkäse, in Würfelchen geschnitten, über den Salat streuen. Himbeeressig und Olivenöl verrühren und den Salat damit beträufeln.

Kaltes Gericht (mit Frischkäse)

Tag 1

EICHBLATTSALAT MIT BAMBUSSPROSSEN, HIMBEEREN UND FRISCHKÄSE

Menge	Zutaten	kcal / kJ
½ Kopf	*Eichblattsalat*	*30 / 126*
200 g	*Bambussprossen*	*54 / 226*
	Salz	
100 g	*Himbeeren*	*40 / 167*
2 EL	*Himbeeressig*	
1 EL	*Olivenöl*	*89 / 374*
100 g	*Frischkäse, mager*	*100 / 419*
	Gesamt	*313 / 1312*

Zubereitung

Den Eichblattsalat waschen und auf einem großen, flachen Teller auslegen. Die gewaschenen Bambussprossen in die Mitte obenaufsetzen. Leicht salzen. Die Himbeeren darauf verteilen. Himbeeressig und Olivenöl verrühren und über den Salat träufeln. Kleine Dreiecke des Frischkäses um den Salat legen.

Tag	Dessert

1

APRIKOSENQUARK

MENGE	ZUTATEN	KCAL / KJ
250 g	*reife Aprikosen*	*135 / 565*
150 g	*Magerquark*	*110 / 460*
100 ml	*Sahne*	*302 / 1264*
	Gesamt	*547 / 2289*

ZUBEREITUNG

Die gewaschenen Aprikosen entsteinen. Im Mixer pürieren (eine Frucht zur Dekoration zurücklassen). Den Quark glattrühren, das Aprikosenpüree unterziehen. Die Sahne steif schlagen und unter die Quarkmasse heben. In einem Schälchen anrichten und mit Aprikosenstreifen verzieren.

Dessert

Tag 1

APFELKOMPOTT

Menge	Zutaten	kcal / kJ
50 ml	*Ahornsirup*	*250 / 1050*
300 ml	*Wasser*	
500 g	*Äpfel*	*275 / 1150*
	Zitronenmelisse	
	Gesamt	*525 / 2200*

Zubereitung

Den Ahornsirup zusammen mit dem Wasser zum Kochen bringen. Die Äpfel in der Zwischenzeit waschen, in schmale Spalten schneiden und in das kochende Sirupwasser geben. Unter Rühren köcheln lassen, bis die Äpfel fast weich sind. Abkühlen lassen und mit einem Zweig Zitronenmelisse servieren.

Variation

Ebenso läßt sich rasch Birnenkompott zubereiten. Zum Süßen empfiehlt sich dann besser Birnendicksaft.

Tag	Dessert
1	

BRATAPFEL

MENGE	ZUTATEN	KCAL / KJ
1 (200 g)	*Apfel*	*110 / 460*
3 EL	*Mandeln, fein gemahlen*	*195 / 816*
1 EL	*Butter*	*116 / 486*
1 EL	*Ahornsirup*	*50 / 210*
2 EL	*Sahne, geschlagen*	*30 / 124*
	Gesamt	*501 / 2096*

ZUBEREITUNG

Den Apfel im Ganzen (Kerngehäuse mit Ausstecher entfernen) in eine feuerfeste Form setzen. Mit feingemahlenen Mandeln füllen und überstreuen. Mit Butterflöckchen belegen und so lange backen, bis er gar ist. (Garzeit je nach Größe des Apfels – im Backofen ca. 25 Minuten bei 180 Grad, in der Mikrowelle ca. 4 Minuten). Zum Süßen gegen Ende der Garzeit etwas Ahornsirup darübergeben. Kurz vor dem Servieren mit einem Klecks Schlagsahne verzieren und nochmals ein paar gemahlene Mandeln darüberstreuen.

# Dessert	# Tag
	1

APFELMUS (roh)

MENGE	ZUTATEN	KCAL / KJ
3	*Äpfel, groß, reif, süß*	*330 / 1380*
100 ml	*Sahne*	*302 / 1264*
50 g	*Mandeln, gehackt*	*325 / 1363*
	Gesamt	*957 / 4007*

ZUBEREITUNG

Die Äpfel waschen und vierteln. Das Kernhaus ausschneiden und auf einer feinen Reibe aufreiben, so daß die Schale übrig bleibt. Die Sahne steif schlagen und unter den Apfelschaum heben. In ein Schälchen füllen und mit gehackten Mandeln bestreuen.

Tag	Dessert

1

APFELEIS

Menge	Zutaten	kcal / kJ
200 g	*Äpfel*	*110 / 460*
100 ml	*Sahne*	*302 / 1264*
2 EL	*Ahornsirup*	*100 / 420*
1 TL	*Zitronenmelisse*	
	Gesamt	*512 / 2144*

Zubereitung

Die Äpfel waschen, entkernen und ungeschält sehr fein reiben. Sofort mit den restlichen Zutaten verrühren und in das Gefrierfach geben. Wenn die Masse fest ist, mit dem Eisportionierer Kugeln formen. Mit einem Zweig frisch gehackter Minze servieren.

MANDELMILCH

Menge	Zutaten	kcal / kJ
100 g	*Mandeln*	*651 / 2725*
2 EL	*Ahornsirup*	*100 / 420*
	Gesamt	*751 / 3145*

Zubereitung

Die Mandeln in kochendes Wasser geben, etwas ziehen lassen, dann die Haut abziehen; sehr fein hacken. Im Mixer 4 Tassen Wasser mit dem Ahornsirup und den Mandeln schaumig aufschlagen. Sofort servieren.

TAG 1: Übersicht über weitere Dessertmöglichkeiten

ERLAUBTE FRÜCHTE UND SÄFTE DES 1. TAGES

Melone	Aprikose
Apfel	Himbeere
Birne	Brombeere
Quitte	Kiwi
Erdbeere	Mango

MÖGLICHE KOMBINATIONEN

→ mit Milchprodukten (Kuh):
Joghurt, Quark, Sahne, Sauermilchprodukte, Buttermilch
→ mit Weizen-, Gerste-, Dinkel-, Roggenflocken
→ mit Pinienkernen, Mandeln, Cashewnüssen, Pistazien, Kürbiskernen, Weizenkeimen

ZUM SÜSSEN ERLAUBT

Birnendicksaft, Ahornsirup, Malzzucker, Kakaopulver.

Tag	Frühstück
2	

WARMES MÜSLI AUS PERLSAGO MIT GRAPEFRUIT

MENGE	ZUTATEN	KCAL / KJ
5 EL	*Perlsago*	*280 / 1176*
1	*rosa Grapefruit*	*56 / 234*
200 ml	*Grapefruitsaft (möglichst frisch gepreßt)*	*54 / 226*
1 EL	*Honig*	*60 / 252*
	Gesamt	*450 / 1888*

ZUBEREITUNG

150 ml Wasser aufkochen. Perlsago unter ständigem Rühren einstreuen. Bei schwacher Hitze 10 Minuten quellen lassen.
In der Zwischenzeit die Grapefruit schälen und von der Frucht sorgfältig die weiße, bittere Haut entfernen. Das Fruchtfleisch würfeln und in die Sagomasse einrühren. Den Grapefruitsaft zugießen und nach Geschmack süßen.

TEE

Holunderbeerentee.

Frühstück

Tag **2**

WARME BUCHWEIZENGRÜTZE MIT ORANGEN

MENGE	ZUTATEN	KCAL / KJ
100 g	*Buchweizen, grob geschrotet*	*364 / 1524*
1 (200 g)	*Orange*	*108 / 452*
100 ml	*Orangensaft (möglichst frisch gepreßt)*	*46 / 193*
1 EL	*Honig*	*60 / 252*
	Gesamt	*578 / 2421*

ZUBEREITUNG

Den Buchweizen in 250 ml Wasser aufkochen. Den rötlichen Schaum abschöpfen und zugedeckt 20 Minuten köcheln lassen. Von der Kochstelle nehmen und ca. 10 Minuten nachquellen lassen. In dieser Zeit die Orange schälen und in Würfel schneiden. Fruchtfleisch und Saft in die Buchweizenmasse rühren. Nach Belieben mit Honig süßen.

TEE

Fencheltee.

Tag	Frühstück

2

GEMISCHTE BEEREN MIT BUCHWEIZENGRÜTZE

MENGE	ZUTATEN	KCAL / KJ
100 g	*Johannisbeeren*	*37 / 155*
100 g	*Stachelbeeren*	*44 / 184*
4 EL	*Buchweizengrütze*	*288 / 1210*
100 ml	*Johannisbeersaft (Muttersaft)*	*100 / 419*
	Gesamt	*469 / 1968*

ZUBEREITUNG

Die Früchte waschen und in ein Schälchen geben. Buchweizengrütze darüberstreuen. Saft zugeben.

TEE

Mate-Tee, grün oder geröstet.

HINWEIS

Die Beeren können Sie – je nach Saison – durch Früchte entsprechend der Rotationstabelle austauschen.

Frühstück

Tag

2

FRISCHE FRÜCHTE MIT LEINSAMENSCHROT

Menge	Zutaten	kcal / kJ
2	*Orangen (oder Früchte der Saison)*	*162 / 678*
4 EL	*Leinsamen*	*200 / 840*
100 ml	*Orangensaft (möglichst frisch gepreßt)*	*46 / 193*
	Gesamt	*408 / 1711*

Zubereitung

Die Orangen schälen, das Fruchtfleisch in Würfel schneiden. In Schälchen füllen. Den Leinsamen darübergeben und den Saft zugießen.

Tee

Lindenblütentee.

TAG 2: TEESORTEN UND IHRE WIRKUNGSWEISE

MATE-TEE

Wirkungsweise: Zügelt die Eßlust und entschlackt; ideal als Flüssigkeitszufuhr bei Diätkuren.
Wirkstoffe: Koffein und Tannin (Kaffeeersatz für Kreislauflabile!).

FENCHELTEE

Wirkungsweise: Hilft bei Blähungen und Husten.
Wirkstoffe: Ätherische Öle.

LINDENBLÜTENTEE

Wirkungsweise: Vorbeugung und Behandlung von Erkältungskrankheiten (Schwitztee).
Wirkstoffe: Ätherische Öle, Flavonoide.

HOLUNDERBEERENTEE

Wirkungsweise: Vorbeugung und Behandlung von Erkältungskrankheiten (Schwitztee).
Wirkstoffe: Ätherische Öle, Glykoside.

AUSSERDEM ERLAUBT

Alle aromatisierten Fruchtteesorten des Tages.

TAG 2: GETREIDEKUNDE

BUCHWEIZEN

BESONDERE EIGENSCHAFTEN

Buchweizen ist ein Knöterichgewächs und hat mit unserem Weizen nichts gemeinsam. Buchweizengerichte sind sehr leicht verdaulich und magenfreundlich. Buchweizen enthält sehr viel Lecithin und Lysin. Lysin ist ein lebensnotwendiger Eiweißbaustein und fördert das Knochenwachstum. Außerdem enthält Buchweizen bemerkenswert viel Phosphor, Spuren von Nickel, Kobalt und Kupfer sowie die Nervenvitamine B_1, B_2 und B_6.

BUCHWEIZENKÖRNER KOCHEN

Die Körner mehrmals waschen. Mit der doppelten Menge Wasser und einer Prise Meersalz zum Kochen bringen. Den dabei entstehenden rötlichen Schaum abschöpfen. Zugedeckt auf kleiner Flamme ca. 20 Minuten köcheln lassen. Ca. 10–15 Minuten nachquellen lassen. Mit den Gewürzen des Tages abschmecken.

BUCHWEIZENSCHROT GAREN (Buchweizengrütze)

Buchweizen grob schroten. Den Schrot mit der 2½fachen Menge Wasser und einer Prise Meersalz aufkochen. Den rötlichen Schaum abschöpfen und zugedeckt 20 Minuten köcheln lassen. Ca. 15 Minuten nachquellen lassen. Gewürze des Tages zufügen.
Buchweizengrütze eignet sich sehr gut für Süßspeisen. Sie wird dann entsprechend mit den Obstsorten des Tages variiert.

Tag	Warmes Gericht (Fisch)

2

FORELLE MIT PETERSILIENKARTOFFEL UND FELDSALAT MIT TOMATEN

MENGE	ZUTATEN	KCAL / KJ
50 g	*Feldsalat*	*11 / 46*
200 g	*Tomaten*	*38 / 158*
1 Bund	*Petersilie*	*5 / 21*
1 EL	*Zitronensaft*	*4 / 17*
200 g	*Forelle*	*224 / 938*
	Salz	
1 EL	*Zitronensaft*	*4 / 17*
1 Bund	*Petersilie*	*5 / 21*
200 g	*Kartoffeln*	*138 / 603*
½ EL	*Erdnußöl*	*42 / 176*
	Gesamt	*471 / 1997*

ZUBEREITUNG

Den Feldsalat putzen, waschen und auf einem Teller anrichten. Tomaten waschen, in Spalten schneiden und dazugeben. Die Petersilie fein schneiden und ebenfalls dazugeben. Mit Zitronensaft marinieren.
Die Forelle vorsichtig waschen; innen und außen leicht salzen. In den Bauch der Forelle 2 Zitronenscheiben und 1 Bund kleingeschnittene Petersilie stecken. In Alufolie (Glanzseite nach innen!) wickeln. Im Backofen – je nach Größe der Forelle – ca. 30 Minuten garen.
Die Kartoffel waschen, schälen und vierteln. Mit Erdnußöl bepinseln und mit kleingeschnittener Petersilie ebenfalls in Folie packen und 30 Minuten mit dem Fisch mitgaren.

Warmes Gericht (Fisch)

Tag 2

SEETEUFEL, FELDSALAT UND TOMATEN

MENGE	ZUTATEN	KCAL / KJ
50 g	*Feldsalat*	*11 / 46*
50 g	*Cocktailtomaten*	*10 / 40*
2 EL	*Erdnußöl*	*168 / 704*
2 EL	*Zitronensaft*	*8 / 34*
150 g	*Lachssteak*	*325 / 1362*
je 1 Prise	*Salz und weißer Pfeffer*	
	schwarzer Pfeffer	
	Gesamt	*522 / 2186*

ZUBEREITUNG

Den Feldsalat waschen und mit den Cocktailtomaten anrichten. 1 EL Erdnußöl, 1 EL Zitronensaft und Pfeffer vermischen und über den Salat geben.
Den Fisch mit Zitronensaft beträufeln, mit Salz und Pfeffer würzen. In einer Pfanne das restliche Erdnußöl erhitzen und den Fisch von beiden Seiten gar braten. Mit dem Salat servieren.

Tag	**Warmes Gericht** (Hase)

2

EINTOPF AUS HASENKLEIN MIT KARTOFFELN UND AUBERGINE

Menge	Zutaten	kcal / kJ
200 g	*Hasenfleisch*	*248 / 1040*
1 EL	*Leinöl*	*93 / 389*
	Salz, schwarzer Pfeffer	
300 g	*Kartoffeln*	*210 / 882*
200 g	*Aubergine*	*50 / 210*
1 Bund	*Petersilie*	*5 / 21*
	Gesamt	*606 / 2542*

Zubereitung

Das Hasenfleisch in mundgerechte Würfel schneiden. In einem Schmortopf das Öl erhitzen, die Fleischwürfel scharf anbraten, salzen und pfeffern. Mit etwas Wasser aufgießen. Die geschälten und gewürfelten Kartoffeln zugeben und ca. 20 Minuten schmoren lassen. Dann die in Scheiben geschnittene Aubergine dazugeben und weitere 10 Minuten schmoren. Kurz vor dem Servieren mit frisch gehackter Petersilie bestreuen.

Warmes Gericht (ohne Fleisch)

Tag

2

BUCHWEIZENPFANNKUCHEN MIT FELDSALAT UND PAPRIKA

Menge	Zutaten	kcal / kJ
50 g	*Feldsalat*	*11 / 46*
1	*rote Paprikaschote*	*28 / 117*
1 EL	*Zitronensaft*	*4 / 17*
	Salz, schwarzer Pfeffer	
200 g	*Buchweizen, ganz fein gemahlen*	*728 / 3048*
350 ml	*Wasser*	
1 Prise	*Meersalz*	
2 EL	*Erdnußöl*	*168 / 704*
	Gesamt	*939 / 3932*

Zubereitung

Den Feldsalat waschen und putzen. Die Paprikaschote aufschneiden, Kerne und Trennwände entfernen, waschen und in Streifen schneiden. Den Feldsalat mit den Paprikastreifen auf einem Teller anrichten. Mit dem Zitronensaft, Salz und Pfeffer anmachen.

Für die Buchweizenpfannkuchen das Buchweizenmehl, Wasser und Salz zu einem glatten Teig verrühren und 15 Minuten quellen lassen. In einer Pfanne Erdnußöl erhitzen und dünne Pfannkuchen ausbacken. Zu dem Salat reichen.

Tag	**Warmes Gericht** (ohne Fleisch)

2

KARTOFFELN VOM BACKBLECH

MENGE	ZUTATEN	KCAL / KJ
400 g	*mehlige Kartoffeln, mittelgroß*	*280 / 1176*
2 El	*Erdnußöl*	*168 / 704*
	Salz, Kümmel	
	Gesamt	*448 / 1880*

ZUBEREITUNG

Die Kartoffeln schälen und in Scheiben schneiden. Auf ein Backblech legen und mit Öl bepinseln, leicht salzen und mit Kümmel bestreuen. Bei ca. 180 Grad im Backofen 15–20 Minuten backen. Mit Blumenkohl servieren.

BLUMENKOHL

MENGE	ZUTATEN	KCAL / KJ
500 g	*Blumenkohl*	*140 / 585*
	Salz, Muskatnuß, weißer Pfeffer	
	Gesamt	*140 / 585*

ZUBEREITUNG

Den Blumenkohl waschen und in Röschen zerteilen. In Salzwasser ca. 20 Minuten garen. Mit Muskat und Pfeffer abschmecken.

Warmes Gericht (ohne Fleisch)

Tag 2

SELLERIE-PAPRIKA-PFANNE

MENGE	ZUTATEN	KCAL / KJ
Je 1 (200 g)	*rote und grüne Parikaschote*	*56 / 234*
2 Stangen (300 g)	*Sellerie*	*63 / 264*
1 EL	*Leinöl*	*93 / 389*
	Salz	
1 Bund	*Petersilie*	*5 / 21*
	Gesamt	*217 / 908*

ZUBEREITUNG

Die Paprikaschoten aufschneiden, Kerne und Trennwände entfernen, waschen und ganz klein schneiden. Den Stangensellerie in dünne Scheiben aufschneiden, Blätter mitverwenden. Leinöl in einer Pfanne erhitzen und das Gemüse darin 15–20 Minuten simmern lassen, gelegentlich durchrühren. Mäßig salzen und, mit etwas Petersilie dekoriert, servieren.

Tag	Warmes Gericht (ohne Fleisch)

2

TOMATEN-SELLERIE-PFANNE

Menge	Zutaten	kcal / kJ
4	*Tomaten*	*76 / 316*
2 Stangen	*Sellerie*	*63 / 264*
1 Bund	*Petersilie*	*5 / 21*
2 EL	*Erdnußöl*	*168 / 704*
	Gesamt	*312 / 1305*

Zubereitung

Die Tomaten vierteln. Stangensellerie mit den Blättern in kleine Stücke schneiden. Petersilie fein aufschneiden. Das Öl in einer Pfanne erhitzen und alle Zutaten zufügen. 15–20 Minuten simmern lassen, gelegentlich wenden oder durchrühren. Sofort servieren.

Warmes Gericht (ohne Fleisch)

Tag

2

MÖHRENGEMÜSE MIT ZITRONE

Menge	Zutaten	kcal / kJ
200 g	*Möhren*	*70 / 294*
1 EL	*Erdnußöl*	*84 / 352*
1 EL	*Blütenhonig*	*60 / 252*
1 EL	*Zitronensaft*	*4 / 17*
1 Prise	*Muskatnuß*	
	Gesamt	*218 / 915*

Zubereitung

Die Möhren waschen und auf einer Gemüsereibe raspeln. In einer Pfanne das Erdnußöl erhitzen und die geraspelten Möhren zugeben, den Honig darüberträufeln. Ca. 10 Minuten mit geschlossenem Deckel garen. Mit Zitronensaft beträufeln und mit Muskat abschmecken. Sofort servieren.

Tag	Warmes Gericht (ohne Fleisch)

2

MÖHRENSUPPE MIT SELLERIE

MENGE	ZUTATEN	KCAL / KJ
200 g	*Möhren*	*70 / 294*
100 g	*Stangensellerie*	*21 / 88*
2 EL	*Erdnußöl*	*168 / 704*
2	*Tomaten*	*38 / 158*
300 ml	*Tomatensaft*	*60 / 250*
je 1 Prise	*Meersalz und Muskatnuß*	
	Gesamt	*357 / 1494*

ZUBEREITUNG

Die Möhren mit einer Bürste unter Wasser schrubben oder mit dem Messer schrabben, auf einer Gemüseraspel reiben. Den Sellerie in feine Scheiben schneiden. Das Erdnußöl in einem großen Topf erhitzen und das kleingeschnittene Gemüse zufügen. So lange alles schmoren, bis es leicht bräunlich wird. Kochendes Wasser aufgießen und köcheln lassen, bis das Gemüse weich ist, das dauert 15–20 Minuten. Die gewaschenen und kleingeschnittenen Tomaten sowie den Tomatensaft dazugeben und unter Rühren aufkochen, bis alles heiß ist. Mit Salz und Muskat abschmecken.

Warmes Gericht (ohne Fleisch)

Tag

2

KARTOFFELSUPPE MIT SELLERIE

MENGE	ZUTATEN	KCAL / KJ
500 g	*Kartoffeln*	*350 / 1470*
2 EL	*Erdnußöl*	*168 / 704*
2 Stangen	*Sellerie*	*63 / 264*
1 Prise	*Meersalz*	
1 Bund	*Petersilie*	*5 / 21*
	Gesamt	*586 / 2459*

ZUBEREITUNG

Die Kartoffeln schälen und würfeln. In einen großen Topf mit genügend Wasser geben, so daß sie gut bedeckt sind. Ca. 15–20 Minuten kochen, bis sie weich sind.
Das Erdnußöl erhitzen und den gewaschenen und ganz klein aufgeschnittenen Stangensellerie darin andünsten, bis er weich ist. Den Sellerie zu den Kartoffeln geben und das Ganze ca. 15–20 Minuten weiterköcheln lassen. Vor dem Servieren die Suppe mäßig salzen und die kleingehackte Petersilie zufügen.

Tag	Kaltes Gericht (Fisch)

2

FORELLENFILET AUF FELDSALAT

Menge	Zutaten	kcal / kJ
150 g	*geräuchertes Forellenfilet*	*192 / 847*
50 g	*Feldsalat*	*11 / 46*
1 EL	*Zitronensaft*	*4 / 17*
1 Bund	*Petersilie*	*5 / 21*
	Gesamt	*212 / 931*

Zubereitung

Den Feldsalat waschen und putzen, auf einem großen, flachen Teller anrichten. Das Forellenfilet in der Zwischenzeit kurz anwärmen und dann auf dem Salat anrichten. Mit Zitronensaft beträufeln und, mit Petersilie dekoriert, servieren.

Kaltes Gericht (Gemüserohkost)

Tag

2

ROHKOSTSALAT

MENGE	ZUTATEN	KCAL / KJ
Je 1	*rote und grüne Paprikaschote*	56/ 234
50 g	*Fenchel*	25/ 105
200 g	*Möhren*	70/ 294
100 g	*Stangensellerie*	21/ 88
2 EL	*Erdnußöl*	168/ 704
1 EL	*Zitronensaft*	4/ 17
1 Prise	*Meersalz*	
1 Bund	*Petersilie*	5/ 21
20 g	*Erdnüsse, gehackt*	130/ 544
	Gesamt	479/2007

ZUBEREITUNG

Die Paprikaschoten aufschneiden, Kerne und Trennwände entfernen, waschen, in dünne Streifen schneiden. Fenchel in dünne Scheiben schneiden. Die Möhren schaben und raspeln. Stangensellerie in dünne Scheiben schneiden. Alles miteinander vermengen. Mit Erdnußöl und Zitronensaft marinieren. Salz zufügen. Mit frisch gehackter Petersilie anrichten und mit gehackten Erdnüssen bestreuen.

Tag	Kaltes Gericht
2	

BUCHWEIZENKNÄCKEBROT

Menge	Zutaten	kcal / kJ
150 g	*Buchweizensprossen*	*555 / 3223*
1 Prise	*Salz*	
½ TL	*Fenchel und / oder*	
½ TL	*Kümmel*	
	Gesamt	*555 / 3223*

Zubereitung

Die Buchweizensprossen (aus der Keimbox) durch den Fleischwolf drehen oder im Mixer hacken. In eine Schüssel geben und ohne weitere Flüssigkeit mit den Händen zu einem Teig kneten, dabei die Gewürze unterarbeiten. Den Teig zu handtellergroßen, möglichst dünnen Fladen formen und diese auf dem Sieb eines Dörrgerätes langsam trocknen lassen. Wenn Sie kein solches Gerät besitzen, geht das auch im Backofen bei ca. 50 Grad (es sollte dabei ein Spalt des Backofenfensters geöffnet bleiben). Das Knäckebrot ist fertig, wenn es völlig trocken ist.

Dessert

Tag 2

PERLSAGOMUS MIT MANDARINEN

MENGE	ZUTATEN	KCAL / KJ
5 EL	*Perlsago*	*280 / 1176*
2	*Mandarinen*	*96 / 402*
1 TL	*abgeriebene Orangenschale (unbehandelt)*	
1 EL	*Zitronensaft*	*4 / 17*
1	*Kumquat*	
	Gesamt	*380 / 1595*

ZUBEREITUNG

Den Perlsago in 100 ml kaltes Wasser geben und aufkochen. Die Mandarinen schälen, in Spalten teilen und (ohne Kerne) zufügen. Bei schwacher Hitze im geschlossenen Topf ca. 10 Minuten quellen lassen. Mit Orangenschale und Zitronensaft abschmecken. Mit einer Kumquat dekorieren.

HINWEIS

Perlsago kann auch mit den Fruchtsäften des Tages aufgekocht werden.

Tag	Dessert

2

BUCHWEIZENWAFFELN MIT RHABARBER

Menge	Zutaten	kcal / kJ
200 g	*Buchweizen, ganz fein gemahlen*	*738 / 3090*
370 ml	*Wasser*	
1 Prise	*Meersalz*	
2 EL	*Leinöl*	*186 / 778*
250 g	*Rhabarber*	*45 / 187*
1 EL	*Blütenhonig*	*60 / 252*
	Gesamt	*1029 / 4307*

ZUBEREITUNG

Das Buchweizenmehl, Wasser und Salz zu einem glatten Teig verrühren, ca. 15 Minuten quellen lassen. Das Waffeleisen mit Leinöl leicht bepinseln. Den Teig einfüllen und Waffeln ausbacken. Sofort mit frisch gekochtem Rhabarber belegen und servieren. Je nach Geschmack mit Honig süßen.

VARIATION

Ebenso können die Waffeln mit frischen Johannisbeeren belegt werden.

Dessert

Tag

2

FRUCHTGRÜTZE

Menge	Zutaten	kcal / kJ
250 g	*gemischtes Obst, z. B. Johannisbeeren, Stachelbeeren, Rhabarber*	*110 / 475*
200 ml	*Johannisbeersaft*	*100 / 419*
1 TL	*Agar-Agar*	
1 EL	*Zitronensaft*	*4 / 17*
1 EL	*Blütenhonig*	*60 / 252*
	Gesamt	*274 / 1163*

ZUBEREITUNG

Das Obst waschen. In etwas Wasser ca. 10 Minuten dünsten. Das Fruchtwasser abschütten. Mit dem Johannisbeersaft (3 Eßlöffel zurückbehalten) auffüllen und nochmals erhitzen. Agar-Agar mit den 3 Eßlöffeln kalten Johannisbeersaft anrühren, in den heißen Saft einrühren, kurz quellen lassen. Zitronensaft und Honig zufügen. Obst in Schälchen geben und den Saft darübergießen. Kalt stellen

Tag	Dessert
2	

RHABARBERKOMPOTT

Menge	Zutaten	kcal / kJ
500 g	*Rhabarber*	*90 / 375*
4 EL	*Honig*	*240 / 1008*
1 EL	*Zitronensaft*	*4 / 17*
	Gesamt	*334 / 1400*

Zubereitung

Den Rhabarber schälen und in Stücke schneiden. In einen großen Topf in wenig kochendes Wasser geben und in 15–20 Minuten gar kochen. Am Ende der Kochzeit mit Honig süßen und mit Zitronensaft abschmecken.

GRAPEFRUIT MIT BUCHWEIZENGRÜTZE

Menge	Zutaten	kcal / kJ
1	*rosa Grapefruit*	*64 / 268*
2 EL	*Buchweizengrütze*	*144 / 602*
	Gesamt	*208 / 870*

Zubereitung

Die Grapefruit schälen, dabei die weiße, bittere Haut ganz entfernen. Die Frucht in die Segmente teilen und in Würfel schneiden. In ein Glasschälchen geben und mit der Buchweizengrütze bestreuen.

TAG 2: Übersicht über weitere Dessertmöglichkeiten

ERLAUBTE FRÜCHTE UND SÄFTE DES 2. TAGES

Orange	Johannisbeere rot/schwarz
Zitrone	Stachelbeere
Kumquat	Holunderbeere
Mandarine	Rhabarber
Clementine	Guave
Grapefruit	

MÖGLICHE KOMBINATIONEN

→ mit Perlsago, Buchweizen, Leinsamen, Alfalfa
→ mit Maroni (Eßkastanie), Erdnüssen (frisch und geröstet)

ZUM SÜSSEN ERLAUBT

Blütenhonig.

Tag	Frühstück
3	

MAISFLOCKEN AUF NEKTARINEN

Menge	Zutaten	kcal / kJ
2	*Nektarinen*	*92 / 386*
4 EL	*Maisflocken*	*104 / 436*
200 ml	*Pfirsichsaft (Muttersaft)*	*118 / 494*
1 TL	*Zuckerrübensirup*	*25 / 105*
	Gesamt	*339 / 1421*

Zubereitung

Die Nektarinen schälen, in die Segmente teilen und diese in mundgerechte Stücke schneiden. In ein Schüsselchen füllen. Die Maisflocken darüberstreuen und den Pfirsichsaft darübergießen. Je nach Geschmack mit Zuckerrübensirup süßen.

Tee

Pfefferminztee.

Frühstück

Tag

3

PROTEINREICHER HIRSEBREI

Menge	Zutaten	kcal / kJ
100 g	*Hirse*	*336 / 1406*
25 g	*Kokosraspel*	*139 / 581*
50 g	*Sauerkirschen (ungesüßt, entsteint)*	*30 / 125*
	Gesamt	*505 / 2112*

Zubereitung

In einem mittelgroßen Topf die Hirse in ca. 250 ml Wasser zum Kochen bringen. Wenn das Wasser kocht, die Temperatur zurückdrehen und ca. 30 Minuten unter Rühren quellen lassen. Von der Kochstelle nehmen und die Kokosraspeln sowie die Sauerkirschen unterrühren. Wenn Sauerkirschen aus dem Glas verwendet werden, kann auch etwas von dem Saft mit untergerührt werden. Den Brei in ein Schälchen umfüllen und, mit einer Kirsche dekoriert, servieren.

Tee

Kamillentee.

Tag	Frühstück
3	

HIRSEFLOCKEN MIT FRISCHER PAPAYA UND KIRSCHSAFT

Menge	Zutaten	kcal / kJ
1 (200 g)	*Papaya (frisch)*	*78 / 328*
5 EL	*Hirseflocken*	*168 / 706*
100 ml	*Kirschsaft (Muttersaft)*	*66 / 277*
	Gesamt	*312 / 1311*

Zubereitung

Die Papaya der Länge nach halbieren. Die schwarzen Fruchtkerne entfernen. Die Papaya in schmale Spalten aufschneiden und die Haut entfernen. Auf einem großen, flachen Teller anrichten. Separat davon die Hirseflocken in ein Schälchen geben und den Kirschsaft darübergießen.

Tee

Zinnkrauttee.

Frühstück

Tag 3

HAFERSCHROTMÜSLI MIT PAPAYA

MENGE	ZUTATEN	KCAL / KJ
3 EL	*Hafer*	*114 / 486*
1	*Papaya*	*78 / 326*
25 g	*Kokosraspel*	*139 / 581*
	Gesamt	*331 / 1393*

ZUBEREITUNG

Am Vorabend den Hafer grob schroten und in Quellwasser einweichen.
Am Morgen die Papaya der Länge nach halbieren und die schwarzen Kerne entfernen. Das Fruchtfleisch aus der Schale lösen und in ein Schälchen füllen. Den gequollenen Haferschrot darübergeben und mit der Papaya vermengen. Je nach Geschmack mit den Kokosraspeln süßen und dekorieren.

GETRÄNK

Tee oder Bohnenkaffee.

Tag	Frühstück

3

HAFERFLOCKEN MIT PFLAUMEN UND PFLAUMENSAFT

MENGE	ZUTATEN	KCAL / KJ
6	*frische Pflaumen*	*53 / 222*
5 EL	*Haferflocken*	*200 / 840*
200 ml	*Pflaumensaft*	*200 / 838*
	Gesamt	*453 / 1900*

ZUBEREITUNG

Die Pflaumen entsteinen, zerkleinern und in ein Schüsselchen geben. Mit den Haferflocken überstreuen. Den Saft dazugießen.

TEE

Schafgarbentee.

SCHAFJOGHURT MIT ANANAS

MENGE	ZUTATEN	KCAL / KJ
150 g	*Ananas (wenn möglich frisch und ungesüßt)*	*84 / 351*
250 g	*Schafjoghurt*	*305 / 1279*
1 TL	*Zuckerrübensirup*	*25 / 105*
	Gesamt	*414 / 1735*

ZUBEREITUNG

Die Ananas in mundgerechte Stücke aufschneiden und in ein Schälchen füllen. Den Joghurt darübergeben. Je nach Geschmack mit Zuckerrübensirup süßen.

TEE

Kamillentee.

Frühstück

Tag

3

SONNTAGSFRÜHSTÜCK
RÜHREI MIT GRÜNEM SPARGEL

MENGE	ZUTATEN	KCAL / KJ
500 g	*grüner Spargel*	*100/ 420*
1 Prise	*Salz*	
50 g	*Butter*	*620/2598*
2	*Eier*	*174/ 728*
	Basilikum	
	Gesamt	*894/3746*

ZUBEREITUNG

Vom Spargel nur die Enden wegschneiden, nicht schälen. In einem Topf ca. 1½ Liter Wasser erhitzen, den Spargel in das kochende Wasser geben. Salz und ein Stück Butter dazugeben und in ca. 15 Minuten gar kochen.

In der Zwischenzeit die Eier verquirlen, einen kleinen Schuß Mineralwasser und eine Prise Salz dazugeben. In einer Pfanne die restliche Butter zerlaufen lassen, das Rührei hineingießen, stocken lassen, erst dann mit einem Holzlöffel verrühren.

Den gekochten Spargel aus dem Salzwasser nehmen und auf einem großen, flachen Teller anrichten. Das Rührei dazugeben und mit frischem Basilikum garnieren.

TEE

Zinnkrauttee.

TAG 3: TEESORTEN UND IHRE WIRKUNGSWEISE

PFEFFERMINZTEE

Wirkungsweise: Hilft bei Magen- und Darmbeschwerden; auch bei Übelkeit und Erbrechen oder krampfartigen Schmerzen; bei Galleleiden.
Wirkstoffe: Ätherische Öle (Menthol), Bitterstoff, Gerbstoff.

KAMILLENTEE

Wirkungsweise: Hilft bei Entzündung im Magen- und Darmbereich, bei Magenschmerzen und Sodbrennen.
Wirkstoffe: Ätherische Öle mit Chamazulen und Bisabolol.

ZINNKRAUTTEE

Wirkungsweise: Hilft bei Blasen- und Nierenerkrankungen; entwässert.
Wirkstoffe: Ätherische Öle.

SCHAFGARBENTEE

Wirkungsweise: Hilft bei Frauenbeschwerden, Magen-, Galle-, Darmbeschwerden.
Wirkstoffe: (Bitterstoffe): Azulenogene, Chamazulen.

AUSSERDEM ERLAUBT

Alle aromatisierten Fruchtteesorten des Tages.

TAG 3: GETREIDEKUNDE

HAFER

BESONDERE EIGENSCHAFTEN

Hafer ist ein Grundnahrungsmittel. Für Kinder in der Aufbauphase ist Hafer das geeignete Nahrungsmittel; die geistige Aufnahmefähigkeit wird gefördert. Hafer hat eine sehr hohe, stoffwechselaktivierende Eigenschaft und sollte deshalb bei Leberschäden und Diabetes empfohlen werden. Haferschleim ist ein längst bekanntes Heilmittel bei Magen- und Darmerkrankungen.

HAFERKÖRNER KOCHEN

Haferkörner waschen und mit der 1½fachen Menge Wasser mindestens 4 Stunden einweichen. Mit dem Einweichwasser aufkochen und ca. 10 Minuten quellen lassen. Mit Meersalz und frischen Kräutern entsprechend des Tages würzen.

HAFERSCHROTMÜSLI ROH

Am Abend pro Person 3 Eßlöffel Hafer grob schroten und in Quellwasser einweichen. In der Früh kleingeschnittenes Frischobst des Tages, eventuell mit Kokosnußraspeln, zufügen. Wenn notwendig, noch etwas Fruchtsaft des Tages zugeben.

HAFERSCHNITTE

1 Liter Wasser mit 1 Teelöffel Meersalz und 50 g Maiskeimöl aufkochen. 400 g grobgemahlenen Haferschrot und 200 g Maisgrieß mit dem Schneebesen einrühren. Ca. 5 Minuten unter Rühren kochen lassen.
Ein Backblech mit Maiskeimöl auspinseln. Die Hafermasse fingerdick darauf verstreichen und auskühlen lassen. Anschließend in gleichmäßige Stücke schneiden und in einer Pfanne in Maiskeimöl kurz von beiden Seiten Farbe nehmen lassen. Mit Zimt und braunem Zucker bestreut, ist das eine sehr leckere Süßspeise.

TAG 3: GETREIDEKUNDE

HIRSE

BESONDERE EIGENSCHAFTEN

Hirse ist wahrscheinlich die älteste Kulturpflanze. Von Asien durch die Nomadenstämme nach Europa gebracht, wurde Hirse schon in der Steinzeit angebaut. Inzwischen wird sie auch aus biologischem Anbau angeboten. Für den menschlichen Genuß wird Hirse geschält, gilt aber trotzdem noch als Vollkornprodukt. Durch den hohen Kieselsäuregehalt (bis zu 59 % der Aschebestandteile) fördert Hirse die Gesunderhaltung von Fingernägeln, Haaren und der Zähne. Bei Fingernägel-, Haar- oder Zahnproblemen wird folgendes empfohlen: Man kaue morgens einen Kaffeelöffel voll roher Hirse. Tee oder Wasser nachtrinken.
Hirse schleimt nicht beim Kochen und ist deshalb empfehlenswert für alle, die an starker Verschleimung der Atemwege leiden. Hirse ist außerdem sehr empfehlenswert bei Bindegewebsschwäche und allen Hautkrankheiten.

HIRSE KOCHEN

Hirse erst kalt, dann heiß waschen und mit der doppelten Menge Wasser und einer Prise Meersalz zum Kochen bringen. Auf kleiner Flamme zugedeckt ohne Umrühren ca. 20 Minuten köcheln (Vorsicht: kocht leicht über!). Anschließend ca. 10 Minuten nachquellen lassen. Gewürze des Tages zufügen.

MAIS

BESONDERE EIGENSCHAFTEN

Ursprünglich wurde Mais von den Indianern angebaut. Kolumbus brachte den Mais nach Europa.
Die jungen Maiskolben werden gekocht oder gegrillt. Die ausgereiften Körner werden getrocknet und gemahlen zur Herstellung von Polenta und Maismehl. Das entölte Maismehl ist ein Stärkemittel, welches als Bindemittel zum Kochen und Backen verwendet wird. Maisflocken dagegen sind ein beliebtes Frühstücksgericht. Der Maiszucker, bekannt als „Dextropur" ist als isolierter Stoff genauso abzulehnen wie weißer Zucker und weißes Kochsalz.
Maiskeimöl hat einen hohen Linolsäuregehalt, verträgt hohe Temperaturen und ist zum Kochen und Braten besonders gut geeignet. Kleinkörnigen Mais kann man im geschlossenen Gefäß rösten, und wird so zum Popcorn.
Bei Allergie gegen Klebeeiweiß wird das Maiseiweiß dagegen sehr gut vertragen.

MAISGRIESS KOCHEN

(à la Polenta)
800 ml Wasser, 1 gestrichenen TL Meersalz und 50 g Sonnenblumenmargarine aufkochen. 200 g feinen Maisgrieß unter Rühren einstreuen und bei kleiner Hitze ca. 15 Minuten zugedeckt garen.

MAISKOLBEN KOCHEN

Den Maiskolben von den äußeren Blättern und Fäden befreien. In einem Topf leicht gesalzenes Wasser erhitzen und den Maiskolben ca. 20–30 Minuten darin gar kochen. Mit frisch zerlassener Butter servieren.

Tag	Warmes Gericht (Fisch)

3

SEETEUFEL (LOTTE) MIT AVOCADOPÜREE

MENGE	ZUTATEN	KCAL / KJ
150 g	*Seeteufel*	*132 / 552*
	Salz	
½ Zehe	*Knoblauch*	
1	*reife Avocado*	*320 / 1340*
	Origano	
	Estragonessig	
20 g	*Butter*	*154 / 648*
	Gesamt	*606 / 2540*

ZUBEREITUNG

Den Seeteufel mit Küchenkrepp trockentupfen, leicht salzen und mit der Hälfte des ausgepreßten Knoblauchsafts einreiben. Auf einen Teller legen, mit Alufolie abdecken und ca. 15 Minuten ziehen lassen.
In der Zwischenzeit das Avocadopüree zubereiten: Dazu die Avocado in der Mitte durchschneiden und den großen Kern entfernen. Das Fruchtfleisch aus der Schale lösen und im Mixer pürieren. Mit Salz, Origano, dem restlichen Knoblauchsaft und einem kleinen Schuß Estragonessig abschmecken. Auf einem großen, flachen Teller anrichten.
Den Fisch nun in einer Pfanne von beiden Seiten in Butter scharf anbraten. Etwas heißes Wasser angießen und bei starker Hitze ca. 10 Minuten garen lassen.
Den Fisch zum Avocadopüree anrichten und sofort servieren.

HINWEIS

Das Avocadopüree kann auch kurz vor dem Servieren im Mikrowellengerät erwärmt werden.

Warmes Gericht (Fisch)

Tag

3

SCHWERTFISCH MIT BLATTSPINAT

Menge	Zutaten	kcal / kJ
150 g	*Schwertfisch (Scheibe)*	*132 / 552*
1/4 Zehe	*Knoblauch*	
	Rosmarin	
20 g	*Kokosfett*	*185 / 774*
100 g	*Blattspinat*	*23 / 96*
1 EL (10 g)	*Sonnenblumenkerne*	*52 / 219*
	Gesamt	*392 / 1641*

Zubereitung

Den Schwertfisch mit Küchenkrepp trockentupfen und leicht salzen. Mit ausgepreßten Knoblauchsaft einreiben, mit Rosmarin würzen. In einer Pfanne das Kokosfett erhitzen und die Fischscheibe auf beiden Seiten darin braten.

In der Zwischenzeit in einem großen Topf ca. 1½ Liter Wasser zum Kochen bringen, leicht salzen und den Spinat kurz blanchieren. Aus dem Wasser nehmen, abtropfen lassen und mit den Sonnenblumenkernen bestreuen. Den Fisch mit dem Blattspinat servieren.

Tag	Warmes Gericht (Geflügel)
3	

GEBRATENE HÜHNERBRUST AUF EISBERGSALAT MIT PALMHERZEN

Menge	Zutaten	kcal / kJ
100 g	*Eisbergsalat*	*15 / 63*
50 g	*Palmherzen*	*20 / 83*
3 EL	*Estragonessig*	
1 EL	*Sonnenblumenöl*	*84 / 352*
	Estragon, Minze	
20 g	*Kokosfett*	*185 / 774*
150 g	*Hühnerbrust*	*174 / 729*
	Curry, Majoran, Salz	
	Gesamt	*478 / 2001*

Zubereitung

Den Eisbergsalat zerzupfen, waschen und auf einem großen, flachen Teller anrichten. Die Palmherzen um den Salat verteilen. Estragonessig und Sonnenblumenöl, Estragon und Minze verrühren und über den Salat geben.

In einer Pfanne das Kokosfett erhitzen und die Hühnerbrust scharf anbraten. Mit Curry, Majoran und etwas Salz leicht würzen. Wenn die Hühnerbrust schön knusprig und braun ist, auf dem Salat anrichten und sofort servieren.

Warmes Gericht (Geflügel)

Tag

3

HÜHNERLEBER MIT POLENTA

MENGE	ZUTATEN	KCAL / KJ
1/4 l	*Wasser*	
1 Prise	*Salz*	
60 g	*Maisgrieß*	225 / 942
2 EL	*Maiskeimöl*	168 / 704
100 g	*Hühnerleber*	143 / 599
	Majoran, Thymian	
100 g	*Kopfsalat*	15 / 63
2 EL	*Estragonessig*	
	Gesamt	551 / 2308

ZUBEREITUNG

Für die Polenta das Wasser mit Salz aufkochen. Den Grieß unter ständigem Rühren einstreuen, aufkochen lassen. Die Hitze zurücknehmen und so lange weiterrühren, bis sich die Polentamasse vom Topf löst. Im Topf oder auf einem Teller flach verstreichen und ca. 15 Minuten abkühlen lassen. Anschließend in 1 Eßlöffel Maiskeimöl ausbacken und warm stellen.
In der Zwischenzeit die Hühnerleber im restlichen Maiskeimöl braten. Mit Majoran und Thymian abschmecken. Auf einem großen Teller die Hühnerleber mit einer Polentaschnitte anrichten.
Den Kopfsalat putzen, waschen, gut abtropfen. Mit Estragonessig marinieren und als Beilage servieren.

Tag	Warmes Gericht (Geflügel)

3

PUTENGESCHNETZELTES MIT PFIRSICH

Menge	Zutaten	kcal / kJ
150 g	*Putenschnitzel*	*262 / 1099*
	Salz, Curry	
20 g	*Kokosfett*	*185 / 774*
1	*Pfirsich*	*69 / 289*
	Gesamt	*516 / 2162*

Zubereitung

Putenschnitzel leicht salzen und mit Curry einreiben. Anschließend in Streifen schneiden. Das Kokosfett in einer Pfanne erhitzen und das Putengeschnetzelte darin scharf anbraten. Die Hitze zurücknehmen und zugedeckt kurz schmoren.
In der Zwischenzeit den Pfirsich aufschneiden und zu dem Geschnetzelten geben. Ca. 5 Minuten mitschmoren.

Warmes Gericht (Lamm)

Tag 3

LAMMKOTELETT MIT MAISKOLBEN UND RADICCHIOSALAT

MENGE	ZUTATEN	KCAL / KJ
3 (à 100 g)	*Lammkoteletts*	*759 / 3177*
½ Zehe	*Knoblauch*	
	Majoran, Thymian, Salz	
150 g	*Maiskolben*	*60 / 250*
4 EL	*Maiskeimöl*	*336 / 1408*
100 g	*Radicchiosalat*	*27 / 113*
2 EL	*Estragonessig*	
1 Zweig	*frische Minze*	
	Gesamt	*1182 / 4948*

ZUBEREITUNG

Die Lammkoteletts mit Knoblauchsaft (frischen Knoblauch mit der Knoblauchpresse ausdrücken) einreiben. Mit Majoran und Thymian würzen. Leicht salzen und in 3 Eßlöffeln Maiskeimöl scharf anbraten. Den Maiskolben dazugeben und ebenfalls von allen Seiten braten.
Den Radicchiosalat zerpflücken und waschen. Auf einem Teller anrichten. Das restliche Maiskeimöl mit Estragonessig, feingehackter Minze und etwas Salz verrühren und über den Salat geben.

Tag	Warmes Gericht (Reh)

3

REHMEDAILLON AUF RÖMERSALAT MIT AVOCADOPÜREE

Menge	Zutaten	kcal / kJ
50 g	*Römersalat*	*8 / 32*
	Estragonessig	
1	*reife Avocado*	*320 / 1340*
	Salz, Origano	
150 g	*Rehmedaillon*	*159 / 666*
	Thymian	
20 g	*Kokosfett*	*185 / 774*
	Gesamt	*672 / 2812*

Zubereitung

Den Römersalat waschen und auf einer Seite eines großen, flachen Tellers anrichten. Mit ein paar Tropfen Estragonessig marinieren. Die Avocado in der Mitte durchschneiden und den großen Kern entfernen. Das Fruchtfleisch aus der Schale lösen und im Mixer pürieren. Mit Estragonessig, Salz und Origano abschmecken. Auf dem Salatteller mit anrichten.

Das Rehmedaillon leicht mit Salz, Thymian und Origano würzen und in einer Pfanne in Kokosfett scharf anbraten. Das Fleisch sollte innen leicht rosa bleiben. Auf der freien Seite des Salattellers anrichten und sofort servieren.

Warmes Gericht (ohne Fleisch) | Tag 3

MAISGRIESSSCHNITTEN MIT SAUERKIRSCHKOMPOTT

Menge	Zutaten	kcal / kJ
$^1/_4$ l	*Wasser*	
1 Prise	*Salz*	
50 g	*Butter*	*388 / 1624*
60 g	*Maisgrieß*	*225 / 942*
1 TL	*Zimtzucker*	*26 / 109*
250 g	*Sauerkirschen*	*150 / 627*
	Gesamt	*789 / 3302*

Zubereitung

In einem Topf das Wasser, Salz und 20 g Butter aufkochen. Den Maisgrieß einrühren und auf kleinerer Hitze zugedeckt ca. 15 Minuten garen.
In der Zwischenzeit eine feuerfeste Form mit Butter fetten, den garen Maisgrieß hineinstreichen und einige Stunden auskühlen lassen. Danach in Portionsschnitten schneiden und in einer Pfanne in der restlichen Butter von beiden Seiten leicht Farbe nehmen lassen. Mit einem Gemisch von Zimt und Zucker leicht bestreuen und zu den Sauerkirschen servieren.

Variation (à la Polenta)

Die Maisgrießmasse kann auch ca. daumendick auf ein gefettetes Backblech gestrichen werden. Einige Stunden auskühlen lassen. Ausbacken wie Rezept oben – jedoch mit Gemüse des Tages servieren.

Tag	**Warmes Gericht** (ohne Fleisch)

3

HIRSEAUFLAUF (pikant)

Menge	Zutaten	kcal / kJ
300 ml	*Wasser*	
175 g	*Hirse*	*588 / 2460*
½ TL	*Curry*	
	Origano und Estragon, fein gehackt	
25 g	*Butter*	*194 / 812*
100 g	*Schafkäse (Hartkäse, gerieben)*	*346 / 1448*
2	*Eier*	*174 / 728*
	Gesamt	*1302 / 5448*

Zubereitung

In einen Topf das Wasser geben. Hirse und Curry einrühren, kurz aufkochen lassen. Die Hitze zurücknehmen und unter Rühren ca. 15 Minuten ziehen lassen, bis alle Flüssigkeit aufgenommen ist. Kräuter, Butter und die Hälfte des geriebenen Käses, untermischen und gut durchrühren.

Eine feuerfeste Form mit Butter ausstreichen und die Masse einfüllen. Den restlichen Käse darüberstreuen. Die Eier verquirlen und über die Auflaufmasse gießen. Im Backofen (2. Schiene von unten) bei 200 Grad (Ofen nicht vorwärmen) ca. 20 Minuten backen, bis die Oberfläche goldbraun ist.

Kaltes Gericht (Geflügel)

Tag 3

PUTENBRUST MIT PALMHERZEN UND SPARGELSALAT

Menge	Zutaten	kcal / kJ
100 g	*geräucherte Putenbrust, dünn aufgeschnitten*	*116 / 486*
100 g	*Palmherzen*	*40 / 167*
200 g	*gekochter Spargel*	*40 / 168*
	Estragonessig	
	Estragon	
2 EL	*Maiskeimöl*	*164 / 686*
1	*hartgekochtes Ei*	*87 / 364*
	Gesamt	*447 / 1871*

Zubereitung

Auf einem großen, flachen Teller die geräucherte und ganz dünn aufgeschnittene Putenbrust auslegen. Die Palmherzen und den gekochten Spargel darauf dekorieren.
Estragonessig, Estragongewürz und Maiskeimöl verrühren. Das Ei ganz fein hacken und unterrühren. Die Marinade über den Spargel und die Palmherzen geben.

Tag	**Kaltes Gericht** (ohne Fleisch)
3	

AVOCADO, GEFÜLLT MIT ZIEGENKÄSE, AUF RADICCHIOSALAT

MENGE	ZUTATEN	KCAL / KJ
100 g	*Radicchiosalat*	*27 / 113*
	Estragonessig	
	Salz	
1	*reife Avocado*	*320 / 1340*
100 g	*Ziegen-Frischkäse (wenig gesalzen!)*	*390 / 1633*
¼ Zehe	*Knoblauch*	
	Estragon	
	Rosmarin	
	Gesamt	*737 / 3086*

ZUBEREITUNG

Den Radicchiosalat in große Blätter zupfen und waschen. Auf einem großen, flachen Teller auslegen. Mit ganz wenig Estragonessig und einer kleinen Prise Salz marinieren.

Die Avocado der Länge nach durchschneiden und den großen Kern auslösen. Das Fruchtfleisch vorsichtig aus der Schale lösen und in eine Rührschüssel geben. Frisches Rosmaringewürz dazugeben (wenn keines vorhanden, getrocknetes nehmen). Im Mixer kurz pürieren. Den Ziegenkäse untermischen und ebenso im Mixer gut durchrühren. Mit frisch gepreßtem Knoblauch und einer Prise Estragon abschmecken. Die Masse in die Avocadoschalen zurückfüllen und, mit einem Zweig Rosmarin dekoriert, auf dem Radicchiosalat servieren.

Dessert

Tag 3

EXOTISCHER FRUCHTSALAT

Menge	Zutaten	kcal / kJ
300 g	*Ananas, frisch oder ungesüßt*	*168 / 702*
100 g	*Litschi*	*71 / 297*
100 g	*Papaya*	*39 / 163*
50 g	*Kokosraspel*	*278 / 1163*
1 Zweig	*Minze*	
	Gesamt	*556 / 2325*

Zubereitung

Die Ananas in kleine Würfel schneiden und in eine Schüssel geben. Litschis (wenn möglich auch frisch) geschält dazugeben. Die Papaya zuerst aufschneiden, Kerne und Schale entfernen, ebenso in kleine Würfel schneiden und ebenfalls in die Schüssel geben. Nun die Kokosraspel darüberstreuen und alles kurz mit einem Löffel durchrühren. In Glasschälchen umfüllen. Mit einem Zweig frischer Minze dekorieren und servieren.

Tag	Dessert

3

RICOTTA MIT PFIRSICH (warm)

Menge	Zutaten	kcal / kJ
200 g	*Ricotta (Schafkäse, ungesalzen!)*	*792 / 3316*
1	*Pfirsich*	*92 / 386*
	Gesamt	*884 / 3702*

Zubereitung

Den Ricotta in 1 cm dicke Scheiben schneiden und auf einen großen, flachen Teller legen. Den Pfirsich in dünnen Spalten vom Stein schneiden und ebenso auf dem großen Teller auslegen. Das Ganze kurz erwärmen (Mikrowelle 1 Minute; Backofen ca. 10 Minuten bei 180 Grad). Unmittelbar vor dem Servieren die Früchte und den Teller ein wenig mit Puderzucker bestäuben.

FRISCHE DATTELN MIT ZIEGENKÄSE

Menge	Zutaten	kcal / kJ
6	*Datteln*	*96 / 402*
100 g	*Ziegen-Frischkäse*	*390 / 1633*
1 Zweig	*Rosmarin*	
	Gesamt	*486 / 2035*

Zubereitung

Auf einer Hälfte eines großen, flachen Tellers die halbierten und entsteinten Datteln auf der Schnittfläche auslegen. Dazu den in Scheiben geschnittenen Ziegenkäse legen. Mit einem Zweig Rosmarin dekorieren und servieren.

Dessert

Tag 3

PFLAUMENKOMPOTT MIT KOKOSRASPEL

Menge	Zutaten	kcal / kJ
500 g	*Pflaumen*	*265 / 1110*
1 TL	*Zimtzucker*	*26 / 109*
50 g	*Kokosraspel*	*278 / 1163*
	Gesamt	*569 / 2382*

Zubereitung

Die Pflaumen entsteinen und in genügend Wasser kochen. Mit Zimtzucker abschmecken und abkühlen lassen. In Portionsschälchen füllen und mit Kokosraspel bestreuen.

POPCORN

Menge	Zutaten	kcal / kJ
1 EL	*Sonnenblumenöl*	*84 / 352*
1 Tasse	*Maiskörner*	*133 / 560*
	Gesamt	*217 / 912*

Zubereitung

Sie brauchen eine schwere Pfanne mit gut schließendem Deckel.

Das Öl in der Pfanne erhitzen, und die Maiskörner dazugeben. Deckel auflegen. Die Temperatur zurücknehmen. Die Pfanne geschlossen schütteln. Sie hören das Popcorn aufspringen. Wenn es still wird in der Pfanne, ist das Popcorn fertig. Die Pfanne vom Herd nehmen und öffnen.

TAG 3: Übersicht über weitere Dessertmöglichkeiten

ERLAUBTE FRÜCHTE UND SÄFTE DES 3. TAGES

Schlehe	Papaya
Pflaume	Kirsche
Dattel	Kokosnuß
Zwetschge	Ananas
Pfirsich	Litschi
Nektarine	Kakipflaume

MÖGLICHE KOMBINATIONEN

→ mit Haferflocken, Hirse- und Maisflocken, Popcorn, Maisgrieß
→ mit Kokosnuß (-raspel), Sonnenblumenkernen

ZUM SÜSSEN ERLAUBT

Zuckerrübensirup (Zucker bitte nur ganz wenig!!), Zimt, auch pikant: Ingwersirup

Frühstück

Tag

4

REISFLOCKENMÜSLI MIT WEINTRAUBEN

(warm)

MENGE	ZUTATEN	KCAL / KJ
100 ml	*Wasser*	
5 EL	*Reisflocken*	*50 / 210*
100 g	*Weintrauben*	*74 / 310*
30 g	*Rosinen*	*81 / 340*
1	*Zitrone*	*5 / 21*
1 EL	*Grenadinesirup*	*50 / 210*
	Gesamt	*260 / 1091*

ZUBEREITUNG

In einem Topf das Wasser zum Kochen bringen und die Reisflocken einstreuen. Nur kurz aufwallen lassen, die Weintrauben und die Rosinen dazugeben. Kurz durchrühren und von der Kochstelle nehmen. Mit Zitronensaft abschmecken. Nach Geschmack mit Grenadinesirup süßen.

TEE

Vanilletee.

Tag	Frühstück

4

REISBROT MIT HONIGBANANE

MENGE	ZUTATEN	KCAL / KJ
1 Scheibe	*Reisbrot*	20/ 84
1 (100 g)	*Banane*	90/377
1 EL	*Kleehonig*	60/252
	Gesamt	*170/713*

ZUBEREITUNG

Das Reisbrot mit der in dünne Scheiben geschnittenen Banane belegen. Mit dem Honig beträufeln und sofort verzehren.

TEE

Malventee.

Frühstück	Tag
	4

MINUTENREIS MIT FRÜCHTEN (warm)

Menge	Zutaten	kcal / kJ
1/4 l	*Wasser*	
100 g	*Dr. Ritters Reistag*	*380 / 1596*
1 EL	*Zitronensaft*	*4 / 17*
1 EL	*Rosinen*	*20 / 84*
100 g	*Heidelbeeren*	*62 / 259*
100 ml	*Heidelbeersaft (Muttersaft)*	*63 / 264*
1 EL	*Honig*	*60 / 252*
	Gesamt	*589 / 2472*

Zubereitung

Das Wasser zum Kochen bringen und den Reis einstreuen. Unter Rühren kurz aufkochen lassen, Temperatur zurückschalten. Den Zitronensaft und die Rosinen zugeben, zugedeckt ca. 10 Minuten quellen lassen. Dann die Heidelbeeren und den Heidelbeersaft unterrühren. Nach Belieben mit Honig süßen.

Tee

Vanilletee.

Tag	Frühstück

4

SOJAFLOCKEN MIT BANANE, ROSINEN UND SOJAMILCH

MENGE	ZUTATEN	KCAL / KJ
1 (100 g)	*Banane*	*90/ 377*
4 EL	*Sojaflocken*	*188/ 789*
2 EL	*Rosinen*	*40/ 168*
200 ml	*Sojamilch*	*38/ 159*
1 EL	*Kleehonig*	*60/ 252*
	Gesamt	*416/1745*

ZUBEREITUNG

Die Banane schälen und in mundgerechte Stücke schneiden. Mit den Sojaflocken in ein Schälchen geben. Die Rosinen darauf verteilen und die Sojamilch darübergießen. Nach Geschmack mit Kleehonig süßen.

TEE

Schwarzer Tee.

Frühstück

Tag

4

SOJAQUARK (TOFU) MIT BANANE UND ROSINEN

MENGE	ZUTATEN	KCAL / KJ
250 g	*Sojaquark (Tofu)*	*220 / 924*
50 ml	*Sojamilch*	*19 / 79*
1 (100 g)	*Banane*	*90 / 377*
50 g	*Rosinen*	*135 / 567*
	Gesamt	*464 / 1947*

ZUBEREITUNG

In einer Schüssel mit dem elektrischen Handrührgerät den Sojaquark mit der Sojamilch glattrühren. Die in Scheiben geschnittene Banane und die Rosinen unterrühren.

TEE

Schwarzer Tee.

TAG 4: TEESORTEN UND IHRE WIRKUNGSWEISE

BIRKENBLÄTTERTEE

Wirkungsweise: Hilft bei Blasen- und Nierenbeschwerden, entwässert.
Wirkstoffe: Flavonoide, Saponine, Gerb- und Bitterstoffe, ätherische Öle.

BÄRENTRAUBENBLÄTTERTEE

Wirkungsweise: Hilft bei Blasen- und Nierenleiden (Desinfektionstee).
Wirkstoffe: Gerbstoff, Arbutin.

MALVENTEE

Wirkungsweise: Hilft bei Husten, Heiserkeit, Bronchitis.
Wirkstoffe: Schleim, wenig ätherisches Öl, wenig Gerbstoffe.

BRENNESSELTEE

Wirkungsweise: Hilft bei Rheuma und Gicht, bei Prostatabeschwerden.
Wirkstoffe: Gerbsäure, Vitamine und Mineralstoffe.

SCHWARZER TEE

Wirkungsweise: Hilft bei Durchfall (ohne Zucker und Honig!).
Wirkstoff: Tannin.

AUSSERDEM ERLAUBT

Vanilletee und alle aromatisierten Fruchtteesorten des Tages.

TAG 4: GETREIDEKUNDE

REIS

BESONDERE EIGENSCHAFTEN

Empfehlenswert ist der ungeschälte Naturreis aus biologischem Anbau. Dieser enthält noch sämtliche wichtigen Mineralstoffe und Vitamine. Die hervorragendste Eigenschaft von Reis ist seine entwässernde Wirkung. Bei Magenschleimhautentzündungen und Magengeschwüren wirkt Reismehlsuppe schmerzlindernd und heilend. Naturreis enthält sehr viel Vitamin B_2. Durch den Verzehr von Naturreis können Mangelkrankheiten vermieden werden.
Vitamin-B_2-Mangel kann sich auswirken in Entzündungen von Mund- und Darmschleimhäuten, Hautausschlägen, Asthma und Bronchitis. Naturreis wirkt sich durch den Vitamin-B_2-Gehalt auch ausgleichend auf das Gemüt aus.

NATURREIS KOCHEN

Den Reis waschen und mit der 2½fachen Menge Wasser und einer Prise Meersalz zum Kochen bringen. Auf kleiner Flamme ca. 45 Minuten zugedeckt kochen lassen und nicht mehr umrühren. Von der Kochstelle nehmen und noch weitere 10 Minuten nachquellen lassen. Durch das Nachquellen wird der Reis lockerer, aromatischer und außerdem auch leichter verdaulich. Gewürze entsprechend des Tages zufügen.

REISSCHLEIM

Rundkornreis waschen und auf einem Sieb gut abtropfen lassen. Auf ein Backblech geben und bei 40–60 Grad im Ofen darren. Wenn der Reis abgekühlt ist, in der Getreidemühle sehr fein mahlen.
4 Teelöffel Reismehl mit ¼ Liter kaltem Wasser anrühren und unter ständigem Rühren zum Kochen bringen. 10 Minuten unter Rühren quellen lassen.
Reisschleim ist ein sehr gutes Heilmittel bei Durchfall. Wird er zu diesem Zweck verabreicht, sollte zum Süßen kein Honig verwendet werden, da dieser abführend wirkt.

Tag	Warmes Gericht (Fisch)

4

DORSCHFILET MIT BROKKOLI

Menge	Zutaten	kcal / kJ
200 g	*Brokkoli*	*66 / 276*
	Salz	
1	*Zitrone*	*5 / 21*
150 g	*Dorschfilet*	*117 / 489*
1 Bund	*Dill*	*5 / 21*
2 EL	*Sesamöl*	*178 / 744*
1 TL	*grüner Pfeffer*	*14 / 58*
	Gesamt	*385 / 1609*

Zubereitung

Brokkoli in kochendem Salzwasser mit etwas Zitronensaft kurz blanchieren. Zugedeckt warm stellen, bis der Fisch fertig ist.
Das Dorschfilet mit Küchenkrepp trockentupfen und mäßig salzen. Mit Zitronensaft marinieren und mit etwas Dill einreiben. In einer Pfanne das Sesamöl erhitzen und das Dorschfilet von beiden Seiten scharf anbraten. Etwas heißes Wasser, angießen, die Hitze zurücknehmen. Grüne Pfefferkörner zugeben. Den Fisch zugedeckt 15–20 Minuten garen lassen. Am Ende der Garzeit nochmals mit Zitronensaft beträufeln. Zusammen mit dem Brokkoli servieren. Den Fisch mit einer Zitronenscheibe und einem frischen Zweig Dill dekorieren.

Warmes Gericht (Fisch)

Tag 4

SCHOLLE MIT ERBSENSCHOTEN

Menge	Zutaten	kcal / kJ
200 g	*Scholle*	*166 / 694*
	Salz	
1	*Zitrone*	*5 / 21*
200 g	*Erbsenschoten*	*174 / 728*
2 EL	*Sesamöl*	*178 / 744*
1 Bund	*Dill*	*5 / 21*
	rosa Pfeffer	
	Gesamt	*528 / 2208*

Zubereitung

Die Scholle mit Küchenkrepp trockentupfen und mäßig salzen.

Mit Zitronensaft marinieren.

In der Zwischenzeit die Erbsen putzen und in Salzwasser kurz blanchieren. Warm stellen.

In einer Pfanne das Sesamöl erhitzen und die Scholle von beiden Seiten braten. Am Ende der Garzeit nochmals mit Zitronensaft beträufeln. Auf einem großen, flachen Teller servieren. Die Erbsenschoten dazu anrichten und mit getrocknetem, rosa Pfeffer bestreuen.

Tag	Warmes Gericht (Fisch)

4

REISPFANNE MIT FISCH (Für 3–4 Personen)

Menge	Zutaten	kcal / kJ
300 g	*Naturreis*	*1116 / 4671*
	Sesamsalz	
10 g	*Safran*	
2 EL	*Sesamöl*	*178 / 744*
100 g	*Heilbutt*	*110 / 460*
1	*Zitrone*	*5 / 21*
100 g	*Krabben, ausgelöst*	*103 / 431*
300 g	*gekochte Erbsen*	*261 / 1092*
1 Bund	*frischer Dill*	*5 / 21*
1 TL	*grüner Pfeffer*	*14 / 58*
	Gesamt	*1792 / 7498*

Zubereitung

Den Naturreis kochen wie im nebenstehenden Rezept. Das Wasser abgießen. Den Reis mit Sesamsalz abschmecken, den Safran dazugeben und gut durchrühren, so daß der Reis überall die gelbe Farbe des Safrans annimmt. Zugedeckt warm halten.

In der Zwischenzeit in einer großen, schweren Pfanne das Öl erhitzen. Den Heilbutt mit Zitronensaft marinieren und salzen. Die Krabben ebenfalls mit Zitronensaft beträufeln. Den Heilbutt in kleine Stücke schneiden und mit den Krabben zusammen in der Pfanne kurz anbraten. Die Erbsen und den Reis dazugeben. Etwas heißes Wasser angießen und ca. 30 Minuten bei geringer Hitze köcheln lassen. Am Ende der Garzeit vorsichtig umrühren. Mit frischem Dill und grünem Pfeffer bestreuen.

Warmes Gericht (ohne Fleisch)

Tag 4

REISAUFLAUF MIT TOFU UND ROSINEN

Menge	Zutaten	kcal / kJ
150 g	*Naturreis*	*558 / 2335*
1 EL	*Sesamöl*	*89 / 372*
100 g	*Tofu*	*100 / 419*
50 g	*Rosinen*	*135 / 567*
	ausgeschabtes Vanillemark	
	abgeriebene Zitronenschale (unbehandelt!)	
	Gesamt	*882 / 3693*

Zubereitung

Den Reis waschen und in der 2½fachen Menge Wasser zum Kochen bringen. Die Hitze zurücknehmen und zugedeckt köcheln lassen, nicht mehr umrühren. Nach ca. 45 Minuten den Topf von der Kochstelle nehmen und den Reis nachquellen lassen.
Eine Auflaufform mit Sesamöl auspinseln. Nun den Reis mit allen Zutaten vermischen, dazu vorher den Tofu mit einer Gabel zerdrücken, und in die Auflaufform füllen. Bei 200 Grad im Backofen ca. 30 Minuten backen.

Tag	Warmes Gericht (ohne Fleisch)

4

GEMÜSEREIS

MENGE	ZUTATEN	KCAL / KJ
150 g	*Naturreis*	*558 / 2335*
1 TL	*Sojasauce*	*10 / 42*
	Sesamsalz	
50 g	*gekochte Erbsen*	*43 / 182*
100 g	*gekochter Brokkoli*	*33 / 138*
	Gesamt	*644 / 2697*

ZUBEREITUNG

Den Reis waschen und in der 2½fachen Menge Wasser zum Kochen bringen. Die Hitze zurücknehmen und zugedeckt köcheln lassen, nicht mehr umrühren. Nach ca. 45 Minuten den Topf von der Kochstelle nehmen und den Reis nachquellen lassen.
Restliches Wasser abgießen, mit Sojasauce und Sesamsalz würzen. Die gekochten Erbsen und die Brokkoliröschen unter den Reis mischen und sofort auftragen.

HINWEIS

Wenn es ganz schnell gehen muß, nehmen Sie Gemüse aus der Tiefkühltruhe.

Warmes Gericht (ohne Fleisch)

Tag

4

EXOTISCHE TOFU-REISSPEISE

MENGE	ZUTATEN	KCAL / KJ
½ l	*Sojamilch*	*95 / 379*
1 Prise	*Salz*	
125 g	*Milchreis*	*461 / 1931*
3 EL	*Grenadinesirup*	*150 / 630*
100 g	*Tofu*	*100 / 419*
	ausgeschabtes Vanillemark	
3	*Passionsfrüchte*	*150 / 630*
	Gesamt	*956 / 3989*

ZUBEREITUNG

Die Sojamilch mit einer kleinen Prise Salz zum Kochen bringen. Den Reis dazugeben und bei geschlossenem Topf ca. 40 Minuten quellen lassen.
In der Zwischenzeit in einem hohen Gefäß Grenadine mit ca. 100 ml Wasser verrühren. Den Tofu klein schneiden und in einen Mixer geben. Das Grenadinewasser zufügen und alles zu einer cremigen Masse verrühren. Das Vanillemark und das Fruchtfleisch der Passionsfrüchte unterrühren.
Wenn der Milchreis gar ist, die Tofumasse unterziehen und sofort servieren.

HINWEIS

Sehr hübsch sieht es aus, wenn Sie die Teller mit einer oder zwei Scheiben einer Sternfrucht dekorieren.
Dieses Rezept reicht für 2–3 Personen.

Tag	Warmes Gericht (ohne Fleisch)

4

ROSENKOHL, MIT TOFU ÜBERBACKEN

MENGE	ZUTATEN	KCAL / KJ
350 g	*Rosenkohl*	*182 / 763*
	Salz	
200 g	*fester Tofu*	*200 / 838*
1 EL	*Sojaöl*	*89 / 372*
1 TL	*grüner Pfeffer*	*14 / 58*
	Gesamt	*485 / 2031*

ZUBEREITUNG

Den Rosenkohl putzen, am Strunk über Kreuz einschneiden, in Salzwasser gar kochen, das dauert ca. 15 Minuten. Das Wasser abgießen, die Röschen in eine feuerfeste Form umfüllen.
Den Tofu in einen Mixer geben, Sojaöl, grünen Pfeffer und eine Prise Salz zufügen. Alles gut verrühren und über den Rosenkohl geben. Im Backofen bei ca. 180 Grad 30 Minuten überbacken.

Warmes Gericht (ohne Fleisch)

Tag 4

CHINESISCHES GLASNUDELGEMÜSE

MENGE	ZUTATEN	KCAL / KJ
100 g	*Glasnudeln (aus der Mungobohne)*	*329 / 1377*
150 g	*Brokkoli*	*49 / 207*
50 g	*Erbsen*	*43 / 182*
2 EL	*Sesamöl*	*178 / 744*
2 TL	*Sojasauce*	*20 / 84*
	Gesamt	*619 / 2594*

ZUBEREITUNG

Glasnudeln in reichlich heißem Wasser ca. 3–5 Minuten garen. Das Kochwasser abgießen, die Nudeln mit kaltem Wasser abschrecken. Die Nudeln kürzer schneiden.

Brokkoli und Erbsen kurz in kochendem Salzwasser blanchieren. In einer Pfanne das Sesamöl erhitzen und die Gemüse darin mehrmals wenden. Die Glasnudeln dazugeben. Mit Sojasauce abschmecken und sofort servieren.

Tag	Kaltes Gericht (Fisch)

4

EISMEERGARNELEN AUF BRUNNENKRESSE

MENGE	ZUTATEN	KCAL / KJ
50 g	*Brunnenkresse*	23 / 96
1	*Zitrone*	5 / 21
	Salz	
150 g	*Eismeergarnelen*	154 / 646
1 Bund	*Dill*	5 / 21
	rosa Pfeffer	
	Gesamt	187 / 784

ZUBEREITUNG

Die Brunnenkresse waschen und auf einem großen, flachen Teller auslegen. Mit Zitronensaft beträufeln und leicht salzen. Die Eismeergarnelen auf dem Salat verteilen und auch etwas mit Zitronensaft beträufeln. Das Ganze mit feingehacktem Dill und etwas rosa Pfeffer überstreuen.

Kaltes Gericht (ohne Fleisch)

Tag 4

DER BESONDERE BOHNENSALAT

MENGE	ZUTATEN	KCAL / KJ
50 g	*Brunnenkresse*	*23 / 96*
	Salz	
1	*Zitrone*	*5 / 21*
200 g	*gekochte Adzukibohnen*	*66 / 276*
50 g	*Glasnudeln (aus der Mungobohne)*	*164 / 688*
2 TL	*Sojasauce*	*20 / 84*
	Gesamt	*278 / 1165*

ZUBEREITUNG

Die Brunnenkresse waschen und ganz wenig (!!) salzen. Mit etwas Zitronensaft beträufeln. Die gekochten Adzukibohnen darüber verteilen. Die gekochten (siehe Rezept Chinesisches Glasnudelgemüse, Seite 123) und zerkleinerten Glasnudeln zugeben. Alles vorsichtig miteinander vermengen und mit Sojasauce abschmecken. Auf einem großen, flachen Teller anrichten. Mit einer Scheibe Zitrone und ein paar roten Adzukibohnen garnieren.

Tag	Kaltes Gericht (Rohkost)

4

KOHLRABIROHKOST MIT TOFU-DRESSING

Menge	Zutaten	kcal / kJ
300 g	*Kohlrabi*	78 / 327
50 g	*gekochte Erbsen*	43 / 182
	grüner Pfeffer, Salz	
1/4 l	*Sojamilch*	95 / 397
	Sesamsalz	
40 g	*Sojamehl*	187 / 784
1 TL	*Meerrettich*	4 / 17
1 TL	*Senf*	10 / 42
20 g	*Kresse*	9 / 38
	Gesamt	426 / 1787

Zubereitung

Die Kohlrabi schälen und grob raspeln. Die zarten Kohlrabiblätter nicht wegwerfen, sondern klein schneiden und mitverzehren. Die Erbsen dazugeben. Mit Pfeffer und Salz abschmecken.

Die Sojamilch mit etwas Sesamsalz aufkochen lassen. Das Mehl mit ein paar Eßlöffeln Sojamilch anrühren und in die aufkochende Sojamilch gießen, gut durchrühren. Mit Meerrettich und Senf abschmecken und über die Rohkost gießen. Mit Kresse bestreuen und servieren.

Dessert

Tag 4

SÜSSE TOFUSPEISE

Menge	Zutaten	kcal / kJ
100 g	*Tofu*	*100 / 419*
3 EL	*Distelöl*	*252 / 1056*
3 EL	*Kleehonig*	*180 / 756*
1	*Zitrone*	*5 / 21*
	ausgeschabtes Vanillemark	
	einige Körnchen Salz	
	Gesamt	*537 / 2252*

Zubereitung

Den Tofu mit Distelöl und Honig im Mixer pürieren. Den Saft der Zitrone dazurühren, dann das Vanillemark und das Salz nochmals gut verrühren, in ein Glasschüsselchen umfüllen und kalt stellen. Vor dem Servieren mit einer Scheibe von einer Sternfrucht dekorieren.

Tag	Dessert

4

FRISCHE FEIGEN AUF TOFU

MENGE	ZUTATEN	KCAL / KJ
4	*blaue Feigen*	*176/ 736*
100 g	*Tofu*	*100/ 419*
	rosa Pfeffer	
	Gesamt	*276/1155*

ZUBEREITUNG

Feigen und Tofu in Scheiben schneiden. Die Tofuscheiben mit den dünn aufgeschnittenen Feigenscheiben belegen. Mit rosa Pfeffer übermahlen.

BANANENMILCH

MENGE	ZUTATEN	KCAL / KJ
2 (200 g)	*Bananen*	*180/ 754*
200 ml	*Sojamilch*	*76/ 319*
	ausgeschabtes Vanillemark	
	Gesamt	*256/1073*

ZUBEREITUNG

Die Bananen mit einer Gabel zerdrücken. Anschließend im Mixer mit der Sojamilch unter Beigabe des Vanillemarks zu einem schaumigen Getränk aufschlagen. In einem hohen Glas sofort servieren.

Dessert

Tag 4

HERRENDESSERT MIT VIEL PROTEIN

Menge	Zutaten	kcal / kJ
45 g	*Paranüsse*	309 / 1296
115 g	*Sojamilch*	43 / 183
1 (100 g)	*Banane*	90 / 377
1 EL	*Carobpulver*	
4 cl	*Weinbrand*	88 / 368
	Gesamt	530 / 2224

Zubereitung

Die Paranüsse fein hacken. Alle Zutaten, auch die Paranüsse, in den Mixer geben und gut durchrühren. Es schmeckt wirklich gut, wenn die Mischung schön sahnig und glatt ist. Sofort servieren.

TAG 4: Übersicht über weitere Dessertmöglichkeiten

ERLAUBTE FRÜCHTE UND SÄFTE DES 4. TAGES

Blaubeere
Heidelbeere
Preiselbeere, Moosbeere
Weintraube
Rosinen, Korinthen, Sultaninen
Feige
Kaktusfeige
Limone, Limette
Zitrone
Banane
Passionsfrucht
Sternfrucht
Granatapfel

MÖGLICHE KOMBINATIONEN

⟶ mit Sojaflocken, Reisflocken, Milchreis (mit Sojamilch)
⟶ mit Walnuß, Pecannuß, Paranuß, Haselnuß, Mohnsamen, Sesam

ZUM SÜSSEN ERLAUBT

Grenadine, Sanddornsaft, Waldhonig, Tannenhonig, Kleehonig

Basis der JUTTA-POSCHET-IMMUN-DIÄT

Die Nahrungsmittelfamilien

Die hier aufgeführten Nahrungsmittelfamilien finden Sie unterteilt in der Rotations-Übersichtstabelle (siehe Umschlagklappen vorn und hinten).

Algen
Rotalgen: Agar-Agar
Carrageen (Irisch Moos): Dickungsmittel
Tang: Kelp, Iziki, Nori usw.

Hefen und Pilze
Bäckerhefe
Bierhefe, Nährhefe
Schimmelpilze (in Käse; bei der Herstellung künstlicher Zitronensäure mit Aspergillus)
Blätter- und Röhrenpilze, Morcheln, Trüffeln

Schachtelhalmgewächse
(Equisetaceae)
Schachtelhalm, Zinnkraut

Nadelhölzer
(Coniferopsida)
Wacholder: Wacholderbeeren, Gin
Pinie: Pinienkerne

Gräser
(Gramineae, Poaceae)
Bambus: Bambussprossen
Gerste: Bier, Malz, Malzzucker
Hafer: Haferflocken, Hafermehl
Hirse
Mais: Maismehl, Maisgrieß (Kukuruz, Polenta), Maiskeimöl, Maisstärke, Popcorn
Roggen
Sorghum (Mohrenhirse)
Triticale (Kreuzung aus Weizen und Roggen)
Weizen: Grieß, Kleie, Mehl, Weizenkeime
Zuckermais
Zuckerrohr: Rohrzucker, Melasse

Erdmandel
(Cyperus esculentus)

Palmen
(Palmaceae)
Datteln
Kokosnüsse
Palmkohl (Palmherzen)

Ananasgewächse
(Bromeliaceae)
Ananas

Liliengewächse
(Liliaceae)
Aloe vera: Aloe
Knoblauch
Porree, Lauch
Schalotten
Schnittlauch
Spargel
Zwiebeln

Yamgewächse
(Dioscoreaceae)
Yam, Igname, Brotwurzel, Chinese potato

Irisgewächse
(Iridaceae)
Veilchenwurzel
Safran

Bananengewächse
(Musaceae)
Banane
Mehlbanane

Ingwergewächse
(Zingiberaceae)
Curcuma, Gelbwurz, turmeric
Ingwer, Kardamom

Pfeilwurzgewächse
(Marantaceae)
Arrowroot: Maranta-Stärke, Pfeilwurzmehl

Orchideen
(Orchidaceae)
Vanille (echte Vanille, Bourbon-Vanille)

Pfeffergewächse
(Piperaceae)
Schwarzer und weißer Pfeffer

Walnußgewächse
(Juglandaceae)
Walnuß, Schwarze Walnuß (USA), Japanische Walnuß
Hickorynuß, Pecannuß

Birkengewächse
(Betulaceae)
Haselnuß, Lambertsnuß
Wintergrünöl: Parfümerie, Aromastoff

Buchengewächse
(Fagaceae)
Bucheckern
Eßkastanie, Maroni
Chinquapin (amerikan. Eßkastanie)

Maulbeergewächse
(Moraceae)
Brotfruchtbaum
Jackfruchtbaum
Feige, Hopfen
Maulbeere

Knöterichgewächse
(Polygonaceae)
•Buchweizen
Rhabarber
Sauerampfer

Gänsefußgewächse
(Chenopodiaceae)
Gänsefuß
Mangold, Spinat
Rote Bete
Zuckerrübe: Rübenzucker, Sirup

Muskatnußgewächse
(Myristicaceae)
Muskatnuß, Muskatblüte (Macis)

Lorbeergewächse
(Lauraceae)
Avocado
Lorbeer, Lorbeerblätter
Zimt: Ceylon-Zimt, China-Zimt (Cassia-Zimt)

Mohngewächse
(Papaveraceae)
Mohnsamen

Kreuzblütler
(Cruciferae)
Blumenkohl, Brokkoli, Brunnenkresse, Chinakohl, Gartenkresse, Grünkohl, Kohlrabi, Kopfkohl (Weißkohl, Rotkohl)
Kohlrübe, Steckrübe
Mairübe, Weiße Rübe
Meerrettich, Kren
Radieschen, Raps, Rettich, Rosenkohl, Senf

Kaperngewächse
(Capparidaceae)
Echte Kapern

Steinbrechgewächse
Johannisbeere
Stachelbeere

Rosengewächse
(Rosaceae)
a) Apfel: Apfelsaft, -wein, -essig,
Pektin
Birne, Mispel, Quitte, Hagebutten
b) Aprikose, Kirsche, Mandel, Pfirsich, Nektarine, Pflaume, Schlehe
c) Brombeere, Erdbeere, Himbeere

Schmetterlingsblütler
(Papilionaceae, Leguminosae)
Augenbohne
Bohnen: Buschbohnen, Stangenbohnen, Feuerbohnen, Limabohnen, Mungobohnen
Erdnuß
Johannisbrot, Carob
Kichererbse, Garbanzo
Linse
Luzerne (Alfalfa)
Sennesblätter, -schoten
Sojabohne: Mehl, Sojamilch, Sojaquark (Tofu), Sojaöl, Lezithin
Süßholz
Tamarinde: Bestandteil der Worcestersauce

Reis
Reismehl, Reisstärke, Vollreis

Sauerkleegewächse
(Oxalidaceae)
Karambole, Sternfrucht

Kapuzinerkresse-gewächse
(Tropaeolaceae)
Kapuzinerkresse: Salat, Knospen als Kapernersatz

Leingewächse
(Linaceae)
Leinsamen

Rautengewächse
(Rutaceae)
Clementine, Tangerine
Grapefruit
Kumquat
Limone, Limette
Mandarine
Orange
Pampelmuse
Tangelo
Zitronatzitrone
Zitrone

Wolfsmilchgewächse
(Euphorbiaceae)
Perlsago
Rizinus: Rizinusöl

Sumachgewächse
(Anacardiaceae)
Cashewnuß
Mango
Pistazie

Stechpalmengewächse
(Aquifoliaceae)
Mate-Tee

Ahorngewächse
(Aceraceae)
Zuckerahorn: Ahornsirup

Seifenbaumgewächse
(Sapindaceae)
Litschi (Lychee, Litchi sinensis): Litschipflaume

Rebengewächse
(Vitaceae)
Weintraube: Champagner, Wein, Weinbrand, Weinessig, Weinstein, Korinthen, Rosinen, Sultaninen

Lindengewächse
(Tiliaceae)
Lindenblütentee

Malvengewächse
(Malvaceae)
Althaea-Wurzel: Brusttee

Sterculiagewächse
(Sterculiaceae)
Kakao: Kakaobutter, Schokolade
Kolanuß

Dilleniagewächse
(Dilleniaceae)
Kiwi-Frucht

Teegewächse
(Theaceae)
Schwarzer Tee

Passionsblumengewächse
(Passifloraceae)
Granadilla (Passionsfrucht)

Papayagewächse
(Caricaceae)
Papaya

Kaktusgewächse
(Cactaceae)
Kaktusfeigen

Granatapfelgewächse
(Punicaceae)
Granatapfel: Grenadine

Sapucayagewächse
(Lecythidaceae)
Paranuß, Brasilnuß

Myrtengewächse
(Myrtaceae)
Eukalyptus
Gewürznelke
Guave
Piment (Allspice, Nelkenpfeffer)

Efeugewächse
(Araliaceae)
Ginseng

Doldengewächse
(Umbelliferae)
Anis
Dill
Fenchel
Karotte, Möhre
Kerbel
Koriander
Kreuzkümmel (Cumin)
Kümmel
Liebstöckel, Maggikraut
Petersilie
Sellerie (Knollen-, Stangensellerie)

Heidekrautgewächse
(Ericaceae)
Bärentraube: Nierentee
Heidelbeere, Blaubeere
Preiselbeere
Moosbeere

Ebenholzgewächse
(Ebenaceae)
Kakipflaume

Ölbaumgewächse
(Oleaceae)
Olive (grün, schwarz), Olivenöl

Windengewächse
(Convolvulaceae)
Süßkartoffel, Batate

Rauhblattgewächse
(Boraginaceae)
Borretsch

Eisenkrautgewächse
(Verbenaceae)
Zinnkrauttee
Zitronenmelisse

Lippenblütler
(Labiatae)
Basilikum, Bohnenkraut, Majoran, Oregano, Pfefferminze, Rosmarin, Salbei, Thymian

Nachtschattengewächse
(Solanaceae)
Aubergine
Baumtomate
Kartoffel
Paprika: Cayennepfeffer, Chili, Gemüsepaprika, Ungarischer Paprika
Tomate

Pedaliumgewächse
(Pedaliaceae)
Sesam: Sesamöl

Krappgewächse
(Rubiaceae)
Waldmeister

Geißblattgewächse
(Caprifoliaceae)
Holunder: Holunderblüten, -beeren

Baldriangewächse
(Valerianaceae)
Feldsalat, Nüsselsalat

Kürbisgewächse
(Cucurbitaceae)
Gurke, Gewürzgurke
Kürbis: Kürbiskerne, -öl
Melonen: Honig-, Netz-, Zucker-, Wassermelone
Zucchini, Zucchetti

Korbblütler
(Compositae)
Artischocke
Chicorée
Estragon
Endivie
Färberdistel: Distelöl (Saflor-Öl)
Goldrute
Huflattich
Kopfsalat
Löwenzahn
Römischer Salat
Schafgarbe
Schwarzwurzel
Sonnenblume: Kerne, Öl

Schnecken
Weinbergschnecke

Tintenfische
Tintenfisch, Oktopus

Muscheln
Auster
Herzmuschel
Jakobsmuschel
Kammuschel
Miesmuschel
Venusmuschel

Krebse
Flußkrebs
Hummer
Krabbe
Languste
Shrimps

Heringe
(Clupeidae)
Hering
Sardine

Sardellen
(Engraulidae)
Sardelle

Aale
(Anguillidae)
Aal

Dorsche
(Gadidae)
Dorsch
Kabeljau
Köhler
Lumb

Seehechte
(Merlucciidae)
Seehecht

Meerbarben
(Mullidae)
Meerbarbe
Ziegenfisch

Ährenfische
(Atherinidae)
Großer Ährenfisch
Grunion
Streifenfisch

Sägebarsche
(Serranidae)
Sägebarsch
Zackenbarsch

Ziegelbarsche
(Branchiostegidae)
Ziegelbarsch

Blaubarsche
(Pomatomidae)
Blaubarsch

Meerbrassen
(Sparidae)
Goldbrassen
Rotbrassen

Makrelen
(Scombridae)
Makrele
Thunfisch
Weißer Thunfisch

Fächerfische
(Istiophoridae)
Fächerfisch
Marlin

Schwertfische
(Xiphiidae)
Schwertfisch

Seeteufel
(Lophidae)
Seeteufel, Lotte

Drachenköpfe
(Scorpaenidae)
Goldbarsch, Rotbarsch

Plattfische
(Pleuronectidae)
Flunder
Heilbutt
Scholle
Seezunge
Steinbutt

Störe
(Acipenseridae)
Stör: echter Kaviar

Lachsartige
(Salmonidae)
Äsche
Forelle
(Bachf., Regenbogenf.)
Lachs
Renke
Saibling (»Lachsforelle«)

Hechte
(Esocidae)
Hecht

Weißfische
(Cyprinidae)
Karpfen
Schleie

Welse
(Siluridae)
Flußwels, Waller
Katzenwels

Echte Barsche
(Percidae)
Zander

Amphibien
Frosch: Froschschenkel

Schildkröte

Entenvögel
Ente
Gans

Taubenvögel
Taube

Hühnervögel
Huhn, Eier, Fasan
Wachtel

Perlhühner
Perlhuhn

Truthühner
Truthahn

Hasenartige
Hase, Kaninchen

Pferde

Schweine

Wild
Elch
Hirsch
Reh

Rinder
Büffel
Rind: Kuhmilch und
Milchprodukte
Kalb
Schaf, Lamm
Ziege

ANMERKUNG: Bei den dickgedruckten Begriffen handelt es sich jeweils um eine eigene Nahrungsmittelfamilie. An den Begriff »Familie« sollten Sie keine wissenschaftlichen Maßstäbe ansetzen. Es handelt sich hier laut Verfasser mehr um eine praktische, aus der Erfahrung abgeleitete Einteilung.

QUELLENNACHWEIS: »The Rotary Diet and Taxonomy« von Alsoph H. Corwin; veröffentlicht in »Clinical Ecology«, Lawrence D. Dickey ed. (Charles C. Thomas, Springfield, Illinois, 1976; S. 122–148).
»Rotational Bon Appétit!« von Stephanie Hayes, R. D. und Barbara Maynard, R. D. Dallas, Texas 1986.

Checkliste: Nahrungsmittel von A–Z, den Rotationstagen zugeordnet

Nahrungsmittel	TAG 1	2	3	4
Aal	×			
Adzukibohne				×
Agar-Agar		×		
Alfalfa		×		
Algen		×		
Ahornsirup	×			
Ananas			×	
Anis		×		
Apfel	×			
Apfelessig	×			
Apfelschalentee	×			
Apfelweinessig	×			
Aprikose	×			
Artischocke	×			
Aubergine		×		
Austern	×			
Austernpilz			×	
Avocado			×	
Backhefe	×			
Bambussprossen	×			
Banane				×
Bärentraubentee				×
Barsch				×
Basilikum			×	
Batate		×		
Batavia	×			
Baumtomate		×		
Bier				×
Bierhefe	×			
Birkenblättertee				×
Birne	×			
Birnendicksaft	×			
Blaubarsch				×
Blaubeere				×
Blumenkohl		×		
Blütenhonig		×		
Bohne, Grüne, weiße				×
Bohnenkaffee			×	
Bohnenkraut			×	
Borretsch		×		

Nahrungsmittel	TAG 1	2	3	4
Brennesseltee				×
Brokkoli				×
Brombeere	×			
Brombeerblättertee	×			
Brunnenkresse				×
Buchweizen		×		
Büffel	×			
Büffelkäse	×			
Butter (Süßrahm)			×	
Buttermilch (Kuh)	×			
Butterschmalz	×			
Carob				×
Cashewnuß	×			
Cayennepfeffer		×		
Champagner				×
Champignon			×	
Chicorée	×			
Chili		×		
Chinakohl				×
Clementine		×		
Crème double (Kuh)	×			
Crème fraîche (Kuh)	×			
Curry			×	
Dattel			×	
Dickmilch (Kuh)	×			
Dickmilch (Schaf, Ziege)			×	
Dill				×
Dinkel	×			
Distelöl				×
Dorsch				×
Ei (Hühnerei)			×	
Eichblattsalat	×			
Eisbergsalat			×	
Elch			×	
Endivie	×			
Ente			×	
Erbsen (gelb, grün)				×
Erdbeere	×			
Erdnuß		×		

Nahrungsmittel	TAG 1	2	3	4
Erdnußmus		×		
Erdnußöl		×		
Eßkastanie (Maroni)		×		
Estragon			×	
Estragonessig			×	
Fasan			×	
Feige				×
Feldsalat		×		
Fenchel		×		
Fencheltee		×		
Feuerbohne				×
Flunder				×
Flußkrebs				×
Forelle		×		
Frischkäse (Kuh)	×			
Frischkäse (Schaf, Ziege)			×	
Friséesalat			×	
Gans			×	
Gänseschmalz			×	
Garnele				×
Gartenkresse				×
Gerste	×			
Gewürznelke		×		
Glasnudeln				×
Glutenmehl	×			
Goldbarsch				×
Goldbrassen				×
Goldrutentee	×			
Gomasio				×
Grahammehl	×			
Granatapfel				×
Grapefruit		×		
Grenadinesirup				×
Grüne Bohne				×
Grüner Tee				×
Grünkern	×			
Grünkohl				×
Guave		×		
Gurke	×			
Hafer			×	
Hagebuttentee	×			
Hartweizengrießnudeln (ohne Ei)	×			

Nahrungsmittel	TAG 1	2	3	4
Hase		×		
Haselnuß				×
Haselnußmus				×
Hecht			×	
Heilbutt				×
Hering		×		
Herzmuschel	×			
Himbeere	×			
Himbeeressig	×			
Hirsch			×	
Hirse			×	
Holunderbeere		×		
Holunderbeerentee		×		
Huhn			×	
Hühnerei			×	
Hummer				×
Ingwer			×	
Ingwersirup			×	
Jakobsmuschel	×			
Joghurt (Kuh)	×			
Joghurt (Schaf, Ziege)			×	
Johannisbeere		×		
Johannisbrot		×		
Kabeljau				×
Kakaopulver	×			
Kakipflaume			×	
Kaktusfeige				×
Kalb	×			
Kamillentee			×	
Kammuschel	×			
Kaninchen		×		
Kapern		×		
Kapuzinerkresse				×
Kardamom			×	
Karotte		×		
Karpfen		×		
Kartoffel		×		
Kartoffelstärke		×		
Käse (Kuh)	×			
Käse (Schaf, Ziege)			×	
Kaviar, echter				×
Kerbel		×		
Kichererbse				×
Kirsche			×	

Nahrungsmittel	TAG			
	1	2	3	4
Kiwi	×			
Kleehonig				×
Knoblauch			×	
Knollensellerie		×		
Kohlrabi				×
Kohlrübe				×
Kokosnuß			×	
Kokosnußfett			×	
Kokosnußöl			×	
Kopfsalat			×	
Koriander		×		
Korinthen				×
Krabbe				×
Krebs				×
Kresse				×
Kreuzkümmel		×		
Kümmel		×		
Kumquat		×		
Kürbis	×			
Kürbiskerne	×			
Kürbiskernöl	×			
Lachs		×		
Lachsforelle		×		
Lamm			×	
Languste				×
Lauch	×			
Leinöl		×		
Leinsamen		×		
Liebstöckel		×		
Limabohne				×
Limette				×
Limone				×
Lindenblütentee		×		
Linsen				×
Litschi			×	
Lollo Rosso			×	
Lorbeerblatt			×	
Löwenzahn			×	
Maggikraut		×		
Mais			×	
Maiskeimöl			×	
Maisstärke			×	
Majoran			×	
Makrele		×		

Nahrungsmittel	TAG			
	1	2	3	4
Malventee				×
Malz	×			
Malzkaffee	×			
Malzzucker	×			
Mandarine		×		
Mandel	×			
Mango	×			
Mangold			×	
Marlin			×	
Maroni		×		
Mate-Tee		×		
Meerbrasse				×
Meereskrebs				×
Meerrettich				×
Mehlbanane				×
Melone	×			
Miesmuschel	×			
Milch (Kuh)	×			
Milch (Schaf, Ziege)			×	
Milchprodukte (Kuh)	×			
Milchprodukte (Schaf, Ziege)			×	
Mineralwasser, stilles	×	×	×	×
Minze			×	
Mirabelle			×	
Mohnsamen				×
Möhre		×		
Molke (Kuh)	×			
Moosbeere				×
Morcheln			×	
Mozzarella (Büffel)	×			
Mungobohne				×
Muscheln	×			
Muskatnuß		×		
Nährhefe	×			
Nektarine			×	
Ochse	×			
Oktopus	×			
Oliven	×			
Olivenöl	×			
Orange		×		
Origano			×	
Palmherzen			×	

Nahrungsmittel	TAG 1	2	3	4
Papaya			×	
Paprikapulver		×		
Paprikaschote		×		
Paranuß				×
Passionsfrucht				×
Pecannuß				×
Perlhuhn			×	
Perlsago		×		
Petersilie		×		
Pfeffer (grün, rosa)				×
Pfeffer (schwarz, weiß)		×		
Pfefferminztee			×	
Pfeilwurzelmehl		×		
Pferd		×		
Pfifferling			×	
Pfirsich			×	
Pflaume			×	
Piment		×		
Pinienkerne	×			
Pistazie	×			
Polenta			×	
Pop-Corn			×	
Porree	×			
Preiselbeere				×
Pute			×	
Quark (Kuh)	×			
Quark (Schaf, Ziege)			×	
Quitte	×			
Radicchio			×	
Radieschen				×
Reh			×	
Reineclaude			×	
Reis, poliert, Naturreis				×
Reisflocken				×
Renke		×		
Rettich				×
Rhabarber		×		
Rind	×			
Rizinusöl		×		
Roggen	×			
Rohrzucker			×	
Römersalat			×	
Rosenkohl				×
Rosinen				×

Nahrungsmittel	TAG 1	2	3	4
Rosmarin			×	
Rotbarsch				×
Rotbrasse				×
Rote Bete			×	
Rotkohl				×
Safran				×
Sägebarsch				×
Sahne (Kuh)	×			
Saibling		×		
Salbei	×			
Sanddorn	×			
Sardellen	×			
Sardine	×			
Sauerampfer		×		
Sauerkraut				×
Sauerrahmbutter	×			
Scampi				×
Schaf			×	
Schafgarbentee			×	
Schalotte	×			
Schellfisch				×
Schlehe			×	
Schleie		×		
Schnittlauch	×			
Scholle				×
Schokoladenpulver	×			
Schwarzer Tee				×
Schwarzwurzel	×			
Schwein		×		
Schweineschmalz		×		
Schwertfisch			×	
Seelachs		×		
Seeteufel			×	
Seezunge				×
Senf				×
Sesam				×
Sesammus				×
Sesamöl				×
Sesamsalz				×
Shrimps				×
Sojabohne				×
Sojafleisch				×
Sojaflocken				×
Sojamehl				×

Nahrungsmittel	TAG 1	2	3	4
Sojamilch				×
Sojamilchprodukte				×
Sojanudeln				×
Sojaöl				×
Sojasauce				×
Sojasprossen				×
Sonnenblumenkerne			×	
Sonnenblumenmargarine				×
Sonnenblumenöl			×	
Spargel			×	
Spinat			×	
Stachelbeere		×		
Stangensellerie		×		
Steckrübe				×
Steinbutt				×
Steinpilz			×	
Sternfrucht				×
Sultaninen				×
Süßkartoffel		×		
Süßrahmbutter			×	
Tahin				×
Tamari				×
Tangelo		×		
Tannenhonig				×
Taube				×
Thunfisch		×		
Thymian			×	
Tintenfisch	×			
Tofu				×
Tomate		×		
Trinkmilch				
(Kuh)	×			
Trinkmilch				
(Schaf, Ziege)			×	
Trüffeln			×	
Truthahn			×	
Vanillepulver				×
Vanilleschote				×
Vanille-Tee				×

Nahrungsmittel	TAG 1	2	3	4
Venusmuschel	×			
Wacholder	×			
Wacholderbeere	×			
Wachtel			×	
Wachtelei			×	
Waldhonig				×
Waldmeister			×	
Waller			×	
Walnuß				×
Walnußöl				×
Wein				×
Weinbergschnecken	×			
Weinbrand				×
Weinessig				×
Weintrauben				×
Weiße Bohne				×
Weiße Rübchen				×
Weißkohl				×
Weizen	×			
Weizenkeime	×			
Weizenstärke	×			
Wildschwein		×		
Wirsing				×
Yamwurzelmehl				×
Zackenbarsch				×
Zander				×
Ziege			×	
Zimt			×	
Zinnkrauttee			×	
Zitronatzitrone		×		
Zitrone		×		×
Zitronenmelisse	×			
Zitronenmelissentee	×			
Zucchini	×			
Zuckerrübensirup			×	
Zuckerschote				×
Zwetschge			×	
Zwiebel	×			

Nährstoffe zur Unterstützung der JUTTA-POSCHET-IMMUN-DIÄT

Basis-Vitamin-Mineral (+ Kupfer + Eisen), Kps.: Basisprogramm mit wichtigen Vitaminen und Mineralstoffen im ausgewogenen Verhältnis.

Antioxidantien, Kps.: Nährstoffe zum Schutz der Zellen. Zur Entgiftung und Unterstützung des Immunsystems.

Vitamin C gepuffert, Kps.: Vitamin C an Calcium, Magnesium und Kalium gebunden. Zur Stärkung der Abwehrkräfte.

Aminosäuren, Kps.: Lebensnotwendige Eiweiß-Bausteine.

Vital-Dophilus, Kps.: Milchsäurebakterien (ohne Milch, Hefe oder Soja = anti allergen) für die Darmflora.

Haifisch-Lecithin, Kps.: Squalen und Lecithin. Zur Stärkung des Immunsystems. Für mehr Leistung.

Weitere Informationen für eine zusätzliche Nährstoffsubstitution erhalten Sie – siehe Seite 149 – über die Kontaktadresse »Bezugsnachweis für Nährstoffe« sowie im Buch IMMUN (siehe Weiterführende Literatur).

Die Ernährungsumstellung

Ihr persönlicher Ernährungs-Umstellungsplan

Beginn der Ernährungsumstellung

Datum: ....

Bitte schreiben Sie genau auf, was Sie sich von der Diät versprechen:

1. ____

____

2. ____

____

3. ____

____

Haben Sie derzeit gesundheitliche Probleme?

ja ☐ nein ☐

Wenn ja, welche: ______________________________

____

____

____

Das Gesundheits-Check-up

Leiden auch Sie unter solchen Symptomen?

Müdigkeit nach dem Essen	ja ☐	nein ☐
Kopfschmerzen nach dem Essen	ja ☐	nein ☐
Kopfschmerzen nach Kaffeegenuß	ja ☐	nein ☐
Darmprobleme	ja ☐	nein ☐
Völlgegefühl im Oberbauch (auch wenn Sie wenig gegessen haben)	ja ☐	nein ☐
Schwellungen der Gelenke	ja ☐	nein ☐
Schwellungen der Augen	ja ☐	nein ☐
Hautprobleme/Hautkrankheiten	ja ☐	nein ☐
Unreine Haut/Akne	ja ☐	nein ☐
Haarausfall/Glanzloses Haar	ja ☐	nein ☐
Brüchige Fingernägel	ja ☐	nein ☐
Anfällig für Erkältungskrankheiten	ja ☐	nein ☐
Unerklärliche Schwindelanfälle	ja ☐	nein ☐
Heißhunger nach Süßem	ja ☐	nein ☐
Heißhunger nach bestimmten Speisen	ja ☐	nein ☐

Dies sind nur einige Symptome von vielen sich heute immer mehr verbreitenden Zivilisationskrankheiten. Ursachen sind oft:

▷ eine versteckte Nahrungsmittelallergie
▷ Mineralstoffverschiebungen oder -defizite
▷ Umweltbelastungen

> Das Gesundheits-Check-up bietet Ihnen die Möglichkeit, vorsorgend für Ihre Gesundheit etwas zu tun. Planen Sie es in Ihre Ernährungsumstellungsphase mit ein!

Was können die verschiedenen Tests des Gesundheits-Check-up aussagen:

IgG-NAHRUNGS-ANTIKÖRPERTEST
IgG-Nahrungs-Antikörper im Blut

- ▷ verschleißen das Immunsystem (und führen oft zu chronischen Krankheiten)
- ▷ sind Stoffwechselblockaden (und erschweren die Gewichtsabnahme)
- ▷ verursachen die verzögerten, versteckten Allergiereaktionen (und bereiten Kopfschmerzen, Darmprobleme, Hautprobleme / Hautkrankheiten, Übergewicht, Gelenkbeschwerden, Heißhunger nach bestimmten Speisen usw.).

MINERALSTOFFANALYSE AUS DEM HAAR
Mängel oder Verschiebungen im Mineralstoffhaushalt

- ▷ stören und beeinträchtigen den gesamten Ablauf im Organismus (Stoffwechselfunktion)
- ▷ führen zur Entgleisung des Immunsystems (Folgen sind z. B. Allergien, chronische Krankheiten, Hautprobleme, Haarausfall usw.).

BLUT-GIFT-TEST
Umweltgifte im Blut sind oft Ursache von

- ▷ Konzentrationsstörungen
- ▷ Kopfschmerzen / Schwindelgefühl.

Der Zeitplan zum Ziel

Bitte führen Sie genau Protokoll über den Weg zu Ihrem Ziel von mehr *Energie* und *Leistungskraft!*

Ein wichtiger Schritt noch vor dem Start:

▷ Analysieren Sie genau, warum Ihre Versuche mit verschiedenen anderen Diäten bisher gescheitert sind.

▷ Werden Sie sich darüber bewußt, ob es Ihre Willensschwäche war, die Ihre angestrebten Erfolge von vornherein ins Wanken geraten ließ.

Überlegen Sie:

▷ Wollen Sie sich in Zukunft morgens beim Aufwachen wirklich großartig fühlen?

▷ Möchten Sie in Zukunft über mehr Energie und Leistungskraft für Ihren Beruf und für Ihr Privatleben verfügen?

▷ Was erwarten Sie sich von der Zukunft?

▷ Erwarten Sie sich ein langes Leben bei bester Gesundheit und Fitneß?

▷ Wollten Sie nicht schon immer einige Kilo Übergewicht endlich abnehmen?

▷ Möchten Sie wieder eine so schöne, straffe Haut, glänzendes Haar und dynamische Ausstrahlung haben – wie es vor ein paar Jahren vielleicht noch war?

Welche Frage! – werden Sie nun denken. Doch an was liegt es, wenn Sie, entsprechend Ihrer Lebensweise, die eine oder andere Einbuße Ihres Aussehens oder Ihrer Gesundheit hinnehmen mußten?

> Es waren Gedanken und Überzeugungen aus der Vergangenheit, die Ihr Leben, Ihre Gesundheit, Ihr Wohlbefinden sowie Ihr Aussehen gestaltet haben!
> Sie allein, Ihr eigener Wille ist es – der eine positive Veränderung herbeiführen kann!
> Gedanken sind veränderbar – in jedem Augenblick! Denken Sie deshalb täglich, wie gut Sie sich fühlen werden! Denn Sie leben Ihre Gedanken!

Sie werden am eigenen Körper erfahren, was es heißt, körperlich und seelisch topfit zu sein! – Ein Zustand, den wir uns alle wünschen, um ein erfolgreicheres Leben führen zu können!

Ihr persönliches Protokoll zum Ziel

Aller Anfang ist schwer – aber nicht bei dieser Diät! Planen Sie noch heute Ihren Einstieg in ein Leben voller Energie und Lebensfreude!

4 Wochen nach Beginn der Ernährungsumstellung

Was hat sich inzwischen geändert?

8 Wochen nach Beginn der Ernährungsumstellung

Ein neues Lebensgefühl beginnt! Notieren Sie Ihre Erfolgserlebnisse!

3 Monate nach Beginn der Ernährungsumstellung

Wie fühlen Sie sich heute?

WANN SIE IHR PERSÖNLICHES ZIEL ERREICHEN, IN WELCHER ZEITSPANNE UND MIT WELCHEN ERFOLGEN SIE ES AUCH GEPLANT HABEN, SIE WERDEN ES SCHAFFEN.

Dazu noch ein paar Ratschläge mit auf den Weg:
Verlassen Sie bitte niemals mehr den Weg dieser Ernährungsumstellung! Natürlich kann keiner von uns ein ganzes Leben lang alles hundertprozentig richtig machen, doch wenn Sie auch einmal abkommen und »sündigen«, so besinnen Sie sich auf Ihre Vorsätze für mehr Lebensqualität, und Sie werden nicht zurückfallen in alte Gewohnheiten, sondern sehr schnell wieder umdenken für ein besseres Leben bei guter Gesundheit und Wohlergehen!

Grundgedanken und Grundsätze dieser Ernährungsumstellung, die sich in Ihr Gedächtnis eingraben müssen:

1. Behalten Sie für immer die Rotations-Abwechslung ein!
2. Essen Sie alle Speisen immer »natur«!
3. Verzichten Sie auf alles, was Ihrem Immunsystem schadet und was es unnötig belastet!
4. Achten Sie immer auf genügend Flüssigkeitszufuhr durch stilles Mineralwasser und verschiedene Teesorten!
5. Verzichten Sie weitgehend auf Alkohol!
6. Beschränken Sie den Kaffeegenuß!
7. Verzichten Sie auf Zucker!
8. Führen Sie regelmäßig Kontrollen für eine bessere Gesundheit durch: Gesundheits-Check-up!
9. Achten Sie auf – tägliche! – körperliche Bewegung!
10. Denken Sie positiv! Glauben Sie an Ihren Erfolg!

Anmerkung: Wie jedes Diätprogramm ersetzt auch dieses nicht den Arzt.

Ihre besten eigenen IMMUN-DIÄT-Rezepte

Sicher haben Sie bei der Ernährungsumstellung die variable Gestaltungsmöglichkeit mit der Rotations-Übersichtstabelle für sich genutzt. Besonders gut gelungene Rezeptideen sollten Sie sich aufschreiben.

Bitte notieren Sie:

Meine Rezeptidee: ______________________________ zu Tag ______

Zutaten: ____

____

Zubereitung: ____

____

____

____

Meine Rezeptidee: ______________________________ zu Tag ______

Zutaten: ____

____

Zubereitung: ____

____

____

____

Meine Rezeptidee: ______________________ zu Tag ______

Zutaten: ______________________________

____

Zubereitung: ______________________________

____

____

____

Meine Rezeptidee: ______________________ zu Tag ______

Zutaten: ______________________________

____

Zubereitung: ______________________________

____

____

____

Machen Sie mit:

SOLLTEN SIE IHR PERSÖNLICH BESTES REZEPT GERN AN ANDERE LESER WEITERGEBEN WOLLEN, SO KÖNNEN SIE ES EINSENDEN AN:

Kontaktadresse Seite 149
Kennwort »Rezeptidee«

Es werden alle eingesandten Rezepte auf die Richtigkeit des Wirkungsprinzips der 4-Tage-Rotation überprüft und die 20 besten in der nächsten Auflage dieses Buches veröffentlicht. Jede Veröffentlichung wird honoriert.

Bezugsnachweis

Kontaktadresse für die Durchführung von:

Gesundheits-Check-up:

▷ Mineralstoffanalyse aus dem Haar
▷ IgG-Nahrungs-Antikörpertest
▷ Blut-Gift-Test

▷ *Kennwort »Rezeptidee«*

MINERALMED GmbH
LABOR FÜR ERNÄHRUNGSANALYTIK
HILDEGARDSTR. 9
8000 München 22 · Telefon 0 89/22 33 92 · Telefax 0 89/2 28 56 34
0 89/29 77 90

▷ Zur Durchführung der Tests fordern Sie bitte die entsprechenden Informations- und Versandunterlagen telefonisch oder schriftlich an.

Bezugsnachweis für Nährstoffe

Hirsch-Apotheke Lörrach	Telefon 0 76 21/21 22
Tumringerstr. 180	Telefax 0 76 21/1 19 11
7850 Lörrach	oder bei Ihrer örtlichen Apotheke

▷ Bezug der Nährstoffe über den Hersteller ist in jeder Apotheke möglich.

Informationen darüber, in welchen Hotels und Kurhäusern die JUTTA-POSCHET-IMMUN-DIÄT bereits durchgeführt wird, erhalten Sie über MINERALMED GmbH, Telefon siehe oben.

Weiterführende Literatur

J. Juchheim/J. Poschet. IMMUN: Das Ernährungsprogramm zur Stärkung des Immunsystems. BLV Verlag. 1992

J. Poschet/J. Juchheim. ALLERGIE. Schritt für Schritt aus der Allergie mit dem neuen biologischen Programm. BLV Verlag 1992

J. Juchheim. Leitfaden der Haaranalyse. Haug Verlag. 1986

Th. G. Randolph/R. W. Moos. Allergien: Folgen von Umweltbelastung und Ernährung. Alternative Konzepte. 1986

Rezeptregister

DIE GROSSE 4-TAGE-

Fleisch Geflügel Wild Eier	Fische Meeresfrüchte Schnecken	Getreide Stärkeprodukte *Korn, Schrot, Flocken, Grieß, Mehl*	Gemüse Hülsenfrüchte Pilze	Salate
Lamm, Schaf Ziege Huhn Ente, Gans Truthahn Pute Perlhuhn Wachtel Fasan Reh Hirsch, Elch Hühnerei Wachtelei	Hecht Waller Marlin Seeteufel Schwertfisch	Hafer Hirse Mais Polenta Pop-Corn Maisstärke	Mais Rote Bete Spargel Avocado Spinat Mangold Palmherzen Champignons Pfifferlinge Steinpilze Austernpilze Morcheln Trüffeln	Kopfsalat Römersalat Eisbergsalat Friséesalat Radicchio Lollo Rosso Löwenzahn
Taube Sojafleisch	Meer-, Gold-, Rotbrasse Säge-, Zackenbarsch Gold-, Rot-, Blaubarsch Schellfisch Kabeljau Dorsch Zander Scholle Flunder Seezunge Heilbutt Steinbutt Meeres- und Flußkrebs Krabben Shrimps Garnele Scampi Hummer Languste Echter Kaviar	Reis (poliert und Naturreis, Reisflocken) Sojamehl Sojaflocken Yamwurzelmehl Glasnudeln (aus Mungobohne) Sojanudeln (ohne Ei!)	Brokkoli Grüne Bohne Zuckerschote Kohlrabi Rosenkohl Grünkohl Wirsing Sauerkraut Weißkohl Rotkohl Kohlrübe Steckrübe Weiße Rübchen Mehlbanane Weiße Bohne Adzukibohne Mungobohne Limabohne Feuerbohne Sojabohne Gelbe und grüne Erbsen Kichererbse Linsen aller Art	Chinakohl Radieschen Rettich Sojasprossen Kresse (Garten-, Brunnen-, Kapuzinerkresse)